“积极应对人口老龄化”全生命周期残疾防控科普系列丛书

丛书主编 | 郑晓瑛　郭　超

残疾预防与控制——视力

金子兵　杨晓慧◎主编

中国人口出版社
China Population Publishing House
全国百佳出版单位

图书在版编目（CIP）数据

残疾预防与控制．视力 / 金子兵，杨晓慧主编．—北京：中国人口出版社，2024.8

（“积极应对人口老龄化”全生命周期残疾防控科普系列丛书 / 郑晓瑛主编）

ISBN 978-7-5101-8831-2

Ⅰ．①残… Ⅱ．①金… ②杨… Ⅲ．①残疾 – 预防（卫生）②视力保护 – 预防（卫生）Ⅳ．① R1 ② R77

中国版本图书馆 CIP 数据核字 (2022) 第 231822 号

“积极应对人口老龄化”全生命周期残疾防控科普系列丛书

残疾预防与控制——视力

“JIJI YINGDUI RENKOU LAOLINGHUA” QUAN SHENGMING ZHOUQI CANJI FANGKONG KEPU XILIE CONGSHU

CANJI YUFANG YU KONGZHI —— SHILI

金子兵　杨晓慧　主编

责任编辑　刘继娟　刘梦迪
美术编辑　侯　铮
责任印制　王艳如　任伟英
出版发行　中国人口出版社
印　　刷　小森印刷（北京）有限公司
开　　本　880 毫米 ×1230 毫米　1/32
印　　张　4.25
字　　数　72 千字
版　　次　2024 年 8 月第 1 版
印　　次　2024 年 8 月第 1 次印刷
书　　号　ISBN 978-7-5101-8831-2
定　　价　38.00 元

电子信箱　rkcbs@126.com
总编室电话　（010）83519392　　**发行部电话**　（010）83557247
办公室电话　（010）83519400　　**网销部电话**　（010）83530809
传　　真　（010）83519400
地　　址　北京市海淀区交大东路甲 36 号
邮　　编　100044

“积极应对人口老龄化”全生命周期残疾防控科普系列丛书

编委会

丛书主编　郑晓瑛　郭　超

丛书编委（以姓氏汉语拼音为序）

蔡　军　上海市精神卫生中心

楚长彪　首都医科大学宣武医院

段蕾蕾　中国疾病预防控制中心慢性非传染性疾病预防控制中心

耳玉亮　中国疾病预防控制中心慢性非传染性疾病预防控制中心

高　峰　中国康复研究中心北京博爱医院

龚树生　首都医科大学附属北京友谊医院

郭　超　北京大学

韩　娜　北京大学人民医院、国家创伤医学中心

金子兵　首都医科大学附属北京同仁医院、北京市眼科研究所

李建军　中国康复研究中心北京博爱医院

梁　巍　中国听力语言康复研究中心

孙迎春　中国康复研究中心北京博爱医院

王　华　湖南省儿童医院、国家卫健委出生缺陷研究与预防重点实验室

王　玥　首都医科大学附属北京安定医院

谢　静　首都医科大学附属北京友谊医院

邢亚静　中国听力语言康复研究中心

徐海林　北京大学人民医院

薛　静　中国听力语言康复研究中心

杨德刚　中国康复研究中心北京博爱医院
杨晓慧　首都医科大学附属北京同仁医院
杨艳玲　北京大学第一医院
张庆苏　中国康复研究中心北京博爱医院
张伟波　上海市精神卫生中心
张　新　中国康复研究中心北京博爱医院
郑晓瑛　北京协和医学院、北京大学

残疾预防与控制——视力

编委会

主　编

金子兵　首都医科大学附属北京同仁医院
杨晓慧　首都医科大学附属北京同仁医院

编　委（以姓氏汉语拼音为序）
陈浩浩　首都医科大学附属北京同仁医院
何海龙　首都医科大学附属北京同仁医院
姜佳译　首都医科大学附属北京同仁医院
马　雅　首都医科大学附属北京同仁医院
孟晓蝶　首都医科大学附属北京同仁医院
申宇昕　首都医科大学附属北京同仁医院
宋　昊　首都医科大学附属北京同仁医院
许天泽　首都医科大学附属北京同仁医院
郑　祎　首都医科大学附属北京同仁医院

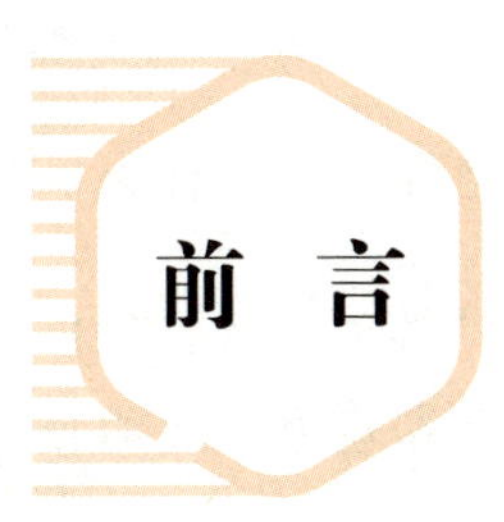

前言

达·芬奇说过："眼睛是心灵的窗户，通过眼睛人们得以拥抱和欣赏世界的无限美妙。"眼睛是人类感官中重要的器官，人们80%以上的信息是通过"看"而获取。因此，视力残疾会严重影响人民群众身心健康和生活质量，加重家庭和社会负担，是涉及民生福祉的公共卫生问题和社会问题。

在我国，眼健康是国民健康的重要组成部分，"没有眼健康，就没有大健康""预防是最经济最有效的健康策略"。因此，一方面要求眼健康管理从以"治"为主向以"防"为主转变，推动关口前移，做到早预防、早管理；另一方面则强调全生命周期眼健康管理。

全生命周期眼健康管理是根据不同群体的特点，在重点时期为重点人群提供眼健康干预。因此，《残疾预防与控制——视力》介绍了不同年龄段常见致盲、致残眼病预防的科普知识，内容覆盖视力残疾三级预防的各环节：孕期视力残疾的预防，高危人群，如高龄产妇以及具有遗传风险的人群的早期筛查。婴幼儿期，注重先天性眼病、早产儿视网膜病变、眼部肿瘤的早期筛查与诊治。学龄前期与青少年期，关注屈光不正，尤其是近视的发生发展过程、全社会参与的综合防治工程；斜视、弱视的早期诊断与治疗；眼外伤的预防与急救。成年期青光眼高危人群的早筛查、早发现、早诊治；糖尿病性视网膜病变的三级预防；高度近视及并发症的危害。老年期白内障、黄斑变性的防治。还有视力残疾的康复措施等。

本书撰写过程中参考了诸多国内外的研究，保证了书籍的专业性、科学性和可普及性。用通俗易懂的语言，介绍了视力残疾预防的眼科基础知识、理念与行为指导，可以作为供普通民众阅读的科学知识普及读物，也可供相关工作人员、媒体开展视力残疾预防相关宣传教育时参考使用。

在本书编写过程中，限于知识、经验、视野等诸多因素的影响，难免有疏漏和不足之处，敬请指正，以期逐步完善。

愿这本书能够被各机构广泛使用及传播，为我国视力残疾的预防、为每个人的“光明梦”做出贡献。

2022 年 8 月 2 日

目录

第一章　孕期视力残疾的预防

第二章　婴幼儿视力残疾的预防

第三章 学龄前期与青少年视力残疾的预防

第四章 成年人视力残疾的预防

第五章 老年视力残疾的预防

第六章 视力残疾的康复

第一章　孕期视力残疾的预防

1. 先天性眼病与遗传性眼病的区别是什么

2. 怀孕期间怎样预防视力残疾眼病

1. 先天性眼病与遗传性眼病的区别是什么

为清楚理解先天性眼病和遗传性眼病的区别，我们需要先知晓先天性疾病和遗传性疾病的概念。

先天性疾病（出生缺陷）是指胚胎在子宫内就具有的多种疾病和损伤，是出生时就存在的一个永久性的解剖学、组织学、生物化学和功能方面的问题，多数为不可逆性的，即出生时就表现症状的疾病。先天性疾病可见于体表或者体内；可以是宏观的改变，也可以是微观的改变，且这种改变难以随生长而修复[1]。先天性疾病与遗传因素、环境因素、二者相互作用以及原因不明的因素相关。有些眼病是后天获得的，如角膜感染、眼外伤、视网膜脱离等，有些眼病是先天获得的，如高度近视、色盲、先天性白内障等。先天获得的眼病大部分与基因有关，与基因有关的眼病称为遗传性眼病，也指因遗传因素导致的眼病。有些遗传性眼病，一出生就出现，如先天性白内障，有些遗传性眼病，较晚才出现，如角膜变性，而有些遗传性眼病是基因与环境相互作用的结果，如近视[2]。

先天性眼病与遗传性眼病是眼科公共卫生领域重要的组成部分，有效遏制出生后低视力的发生，是当前国内外眼科专家学者致力解决的课题之一。有针对性地采取预防措施及进行人群筛选，以便早期发现、早期诊断、早期治疗或采取相应措施，是减少或减轻先天性疾病及遗传性疾病发生的主要措施[1]。

2. 怀孕期间怎样预防视力残疾眼病

随着社会的发展、医疗水平的进步，提高出生人口素质水平已经成为一个十分重要的人口问题。关于“优生优育”的话题牵动着亿万家庭的心，如何孕育一个健康的宝宝是所有准父母都关注的问题。因此，开展优生筛查具有重要且深远的影响，尤其是对高危人群，如对高龄产妇以及具有遗传风险的人群进行早期筛查，可以大幅度降低我国出生缺陷儿童的出生率，提高我国出生人口素质。

21 世纪初期，我国主要采用三联标志物筛选技术对孕妇血清中甲胎蛋白、雌三醇、绒毛膜促性腺激素的含量进行检测，以及利用基因检测技术，如 PCR 技术，对多种遗传病进行基因诊断，当时主要筛查的疾病有苯丙酮尿症、先天性甲状腺功能减退症及遗传性疾病。后相关专家逐渐意识到孕妇宫内感染也是影响母婴健康及出生人口素质的重要因素，如在孕妇妊娠前 3 个月，胎儿晶状体囊膜尚未发育完全，不能抵御病毒的侵犯，若孕妇此时感染风疹病毒，则有导致胎儿先天性白内障发生的可能性，水痘病毒及单纯疱疹病毒也是导致先天性白内障发生的重要因素[3]。

随着精准医学时代的到来、人类基因计划的完成，疾病筛查已经进入基因组时代。随着分子遗传学技术的发展，越来越多的遗传性眼病的致病基因和突变基因被发现，越来越多的患者获得明确的诊断[4]。我们有理由相信，在科技的扶持下，对先天性眼病进行科学防控，视力残疾眼病终将被战胜。

第二章　婴幼儿视力残疾的预防

3. 孩子生下来一直流眼泪是什么原因

4. 什么是早产儿视网膜病变

5. 为什么早产儿视网膜病变会致盲

6. 早产儿视网膜病变的高危因素是什么

7. 如何预防早产儿视网膜病变

8. 什么是视网膜母细胞瘤

9. 发现孩子“眼睛发白”该怎么做

10. 视网膜母细胞瘤如何治疗

11. 先天性白内障如何治疗

3. 孩子生下来一直流眼泪是什么原因

人体的泪器主要分为泪液分泌系统和泪液排出系统。泪液分泌系统主要负责泪液的产生，而泪液排出系统主要负责泪液的流出，若二者相互平衡，则眼泪既能对眼表进行湿润，减少干眼的发生，又能维持屈光度，并在免疫系统方面起重要的作用；若二者作用失调，如由于受到情感的刺激或者泪液排出通道阻塞，如泪囊炎，则可导致泪液流出眼睑，也就是我们所说的流眼泪。

那么有一些婴儿出生后就一直流眼泪是什么原因呢？我们可以从上面两种途径进行分析，婴儿出生后其所处的环境会发生改变，恐惧与悲伤会导致他们的神经系统发生反应，反射性引起泪液分泌，这是婴儿出生后一直流眼泪的一部分原因。而最主要的原因还是婴幼儿出生后其泪液排出通道发育不完善，导致其产生的泪液无法通过原有通道排出。人在出生后，泪液排出通道——鼻泪管的末端有一个“阀门”样结构，被称为 Hasner 瓣，部分患儿可能由于 Hasner 瓣发生膜性阻塞或者未开放，导致泪液无法流出，遂患儿父母会发现婴儿在出生后出现大量溢泪的情况。若合并感染，除大量溢泪外，还会出现脓性分泌物等[5]。

如患儿父母发现宝宝出生后流泪不止，或眼部出现脓性分泌物等情况，应及时就医。部分患儿家属可在医护人员的指导下，对患儿进行有效的按摩等治疗并观察，Hasner 瓣可在出生后 4 ~ 6 周正常开放，若合并感染，则应使用抗生素眼药水点眼治疗。若患儿观察后仍未有效改善，可在半岁后考虑行泪道冲洗联合泪道探通手术治疗 [6]。

4. 什么是早产儿视网膜病变

早产儿视网膜病变是一种增生性血管性视网膜疾病，主要影响出生孕周小、体重过轻的早产儿，是儿童致盲和致低视力的主要原因 [7]。早产儿视网膜病变，既往被称为晶状体后纤维增生症，主要发生于胎龄 32 周以下、出生体重不足 1500g、有出生后高浓度吸氧史的早产儿或低出生体重儿。在一些管理水平较高地区的新生儿重症监护病房，大多数早产儿视网膜病变发生在孕周小于 28 周和出生体重小于 1000g 的早产儿中。

组织学研究表明,胎儿的黄斑最早在胎龄12周开始出现，而在胎龄 24 ~ 26 周开始形成黄斑中心凹，视网膜血管一般在胚胎的 6 ~ 7 个月时显著增生，约在 36 周时可以到达鼻侧锯齿缘，而到达颞侧锯齿缘需 40 周，因此低月龄儿的视网膜并未发育完全，常需在出生后继续发育 [8]。若在此时吸入高浓度氧，便会抑制视网膜血管的发育，而在进入正常空气之后，由于吸氧的停止，抑制作用消失，无血管区纤维血管组织迅速增生，产生不同程度的眼底病变，这种病变则被称为早产儿视网膜病变，是患儿“白瞳征”产生的主要原因之一。

5. 为什么早产儿视网膜病变会致盲

早产儿视网膜病变是导致儿童眼盲的重要原因，还可以导致早产儿出现屈光不正（近视、远视和散光）、斜视、弱视、白内障、青光眼和视网膜脱离等疾病[9]，尤其是发展至后期，若导致全视网膜脱离，会严重影响患儿的视力，而出生后早期的视网膜异常常会导致患儿终身视力残疾。视网膜脱离与早产儿视网膜病变的分区及分级也密切相关。

为更好地了解及治疗早产儿视网膜病变，国际分类体系的意义重大，不仅统一了诊断标准，也为多中心的治疗奠定了基础。关于分区，以视盘为圆心、视盘与黄斑距离的 2 倍为半径画出的圆形区域是Ⅰ区；Ⅰ区外缘至鼻侧锯齿缘为半径的同心环状区域为Ⅱ区；Ⅱ区之外，双眼颞侧剩余的新月形区域为Ⅲ区。关于分期，存在无血管区，但在有 / 无血管的视网膜交界处无特殊病灶的状态被称为不完全血管化，也有研究者称之为 0 期；1 期的标志性改变是已血管化和无血管化视网膜交界处出现平坦、灰白色的分界线；2 期则以嵴的形成为特征，嵴由分界线进化而来，是具有宽度和高度的三维结构，有时嵴后可见新生血管芽组成的爆米花样病变；

3 期为嵴上出现视网膜新生血管，嵴色泽发红，轮廓变得粗糙和参差不齐，可伴附近视网膜出血；4 期为部分视网膜脱离；5 期为全视网膜脱离[10]。由此可见，疾病进展不同时期对患儿视力的预后影响不同，因此通过早产儿眼底筛查可以早期发现病变并及时治疗，以挽救患儿视力。

6. 早产儿视网膜病变的高危因素是什么

近年来，随着围产医学技术的进步，早产儿的存活率不断提高，早产儿视网膜病变的发病率也随之上升。部分专家学者曾对早产儿视网膜病变的可能危险因素进行探讨，并进行汇报。

王飞等[11]曾对 224 例（448 只眼）早产儿进行检查，发现 31 例（62 只眼）早产儿存在不同程度的早产儿视网膜病变。多因素 Logistic 回归分析发现，胎龄、出生体重、呼吸暂停和低血糖均是早产儿视网膜病变发生的独立危险因素，其中胎龄 > 31 周的早产儿发生早产儿视网膜病变的风险是胎龄 ≤ 31 周的 0.341 倍；出生体重 > 1500g 的早产儿发生早产儿视网膜病变的风险是出生体重 ≤ 1500g 的 0.320 倍。而有呼吸暂停的早产儿发生早产儿视网膜病变的风险是无呼吸暂停的 4.642 倍，有低血糖的早产儿发生早产儿视网膜病变的风险是无低血糖的 8.239 倍。

马俊苓等[12]分析发现小孕周、母亲绒毛膜羊膜炎和支气管肺发育不良是重症早产儿视网膜病变的独立危险因素。

7. 如何预防早产儿视网膜病变

早产儿视网膜病变是一种发育未成熟的视网膜血管性疾病，是导致早产儿视力损害或失明的主要原因。小胎龄、低出生体重、高浓度吸氧、出生后体重增长缓慢均是发生早产儿视网膜病变的危险因素。规范用氧是目前预防严重早产儿视网膜病变的主要方法[13]。

有研究表明，喂养方式对新生儿生长发育及视网膜发育有影响。众所周知，母乳喂养有利于早产儿的生长发育，并能减轻部分早产造成的不良后果，如早发败血症、坏死性小肠结肠炎等。刘德林等[9]曾对 628 例（1256 只眼）经过早产儿视网膜病变筛查的早产儿进行研究，发现出生后住院时间≥ 4 周的早产儿，母乳喂养可以降低视网膜病变发病率及其严重性。其生理病理机制可能为母乳中含有大量的肌醇、长链不饱和脂肪酸、维生素 E、类胡萝卜素、乳铁蛋白和抗氧化酶，通过抗氧化特性阻止早产儿视网膜病变的发展，保护视网膜和防止其他发育组织中光诱导和代谢性氧化损伤。此外，化合物中部分具有抗感染作用的乳铁蛋白可以预防败血症的发生，而后者通常与严重早产儿视网膜病变相关。

8. 什么是视网膜母细胞瘤

视网膜母细胞瘤是儿童最常见的眼内恶性肿瘤，超 60% 的患者在 3 岁以内发病，95% 发生于 5 岁以下，中位发病年龄为 2 ~ 3 岁，是儿童“白瞳征”的主要原因之一。新生儿的发病率为 1/18000 ~ 1/16000。在视网膜母细胞瘤患者中，遗传性约占 40%，非遗传性约占 60%。其中 10% 有家族史，90% 为散发病例。其中双眼患者占 20% ~ 30%，单眼患者占 70% ~ 80%。三侧视网膜母细胞瘤是指双侧视网膜母细胞瘤伴有原发颅内中线胚胎性肿瘤，占视网膜母细胞瘤总数的 0.4%，颅内肿瘤 75% 发生在松果体，25% 发生在鞍区。双侧视网膜母细胞瘤同时有松果体和鞍区的肿瘤，称为四侧视网膜母细胞瘤。视网膜母细胞瘤主要是 RB1 基因突变或缺失引起的 [14]。

视网膜母细胞瘤患儿最常见的临床表现是白瞳征和斜视。白瞳征患儿占 60% ~ 80%；其次是斜视，约占 25%，常伴随黄斑受累且视力丧失。疾病晚期患儿可出现靶环征或眼前房积脓。肿瘤向前方延伸时会出现前房内白色絮状分泌物。当肿瘤体积较大并出现坏死时可引起眼内或周围炎症，出现无菌性眼眶蜂窝织炎，属于进展性肿瘤患者临床表现。视网膜母细胞瘤扩散到眼球外时，患者出现明显突眼 [15]。

9. 发现孩子“眼睛发白”该怎么做

“眼睛发白”在医学中称为“白瞳征”，表现为瞳孔区呈白色、黄色或粉白色反光。白瞳征可以是多种眼部病变的临床表现，如白内障、视网膜母细胞瘤、眼内炎、Coats 病、永存原始玻璃体增生症、早产儿视网膜病变综合征、眼内寄生虫病、家族性渗出性玻璃体视网膜病变、混合错构瘤、Norrie 病、脉络膜缺损等。所以应进一步进行鉴别诊断，排除其他视网膜病变的可能[16]。

其中，后果最为严重的是视网膜母细胞瘤。白瞳征是视网膜母细胞瘤最常见的首发症状，是肿瘤在球内的主要临床表现，其次有斜视、眼球突出、肿胀、感染等。白瞳征多数是父母在夜间无意中发现患儿眼球反光而就诊，但是这种表现经常会被忽视而延误诊断。诊断延迟将延误治疗，导致病情进展甚至危及患儿的生命。因此，白瞳征一经发现应及时就诊，医生将根据病史、体征、超声探查、眼眶计算机断层扫描（CT）或磁共振成像（MRI）等方法明确诊断，并及时治疗[17]。

10. 视网膜母细胞瘤如何治疗

视网膜母细胞瘤的治疗目的首先是挽救和保存患儿生

命，其次是根据肿瘤发展的程度，进一步保存眼球及视力。治疗方案的选择主要根据临床的分期、分组来制订。目前国内外采用的治疗主要包括：局部化疗、全身化疗、手术摘除及放疗等[18]。

（1）化疗：视网膜母细胞瘤对化疗敏感，常用药物包括依托泊苷、长春新碱、卡铂、美法仑、环磷酰胺等。常采用静脉化疗，这是目前应用广泛的治疗方案之一。局部化疗包括眼周化疗、眼动脉介入化疗、玻璃体内化疗等。

（2）放疗：放疗目前主要作为视网膜母细胞瘤的二线治疗方法或辅助治疗方法。主要有近距离放疗和外照射放疗两种方式。

（3）眼球摘除：眼球摘除是最早的针对视网膜母细胞瘤的治疗手段，目前已不作为首要治疗方法，但对于进展期病例仍然是主要的治疗手段之一。

（4）远处转移期的治疗：主要的转移部位是中枢神经系统、骨和骨髓，目前提倡的治疗方案为全身化疗缓解后，采用高剂量化疗结合自体外周血造血干细胞移植治疗[17,19]。

11. 先天性白内障如何治疗

先天性白内障指出生前后即存在，或出生后逐渐形成的先天遗传或发育障碍的白内障。先天性白内障是一种较常见的儿童眼病，婴幼儿患先天性白内障后，影响视觉的正常发育，易产生形觉剥夺性弱视，因此治疗先天性白内障的目标是恢复视力，减少弱视和失明的发生。目前通常采用手术治疗先天性白内障，其中小切口白内障囊外摘除术、前玻璃体切割术和一期眼内人工晶状体植入术是目前公认的治疗大部分先天性白内障的最佳手术方式[20]。

关于先天性白内障的手术时间，目前普遍接受的手术时机是：1 岁以内确诊患者，为保证视觉系统发育，应先行白内障摘除术，术后通过佩戴眼镜矫正视力，待 2 岁后行二期眼内人工晶状体植入术；2 岁以上初诊患儿，可以行白内障摘除术联合一期眼内人工晶状体植入术[21]。

对于术后无晶状体眼需进行屈光矫正和视力训练，防治弱视，促进融合功能的发育。常用的矫正方法有框架眼镜矫正、角膜接触镜和人工晶状体植入。框架眼镜具有普遍、价格便宜、容易更换等优点，但对婴儿来说框架眼镜过重，而且会引起周边变形并限制视野。隐形眼镜也可用于无晶状体儿童屈光矫正。软性角膜接触镜的初始舒适度很好，婴儿通常能很好地适应，但使用软性角膜接触镜容易引起角膜缺氧，角膜长期缺氧会引起角膜血管形成、间质水肿和慢性内皮功能障碍等并发症。硬性角膜接触镜透氧性强，在屈光矫正的同时可消除周边离焦现象，患儿视力提高的同时又有较好的视觉效果，在一些发达国家已将其作为无晶状体眼屈光矫正的首选方式，但由于依从性差、价格昂贵、需良好卫生环境保障等原因，在发展中国家的应用受到限制。人工晶状体植入是首选的光学矫正方式，目前普遍认为，2 岁以上的先天性白内障患儿可考虑行人工晶状体植入。对于 2 岁以下的患儿，目前仍存在一定的争议，有研究表明，6 月龄 ~ 2 岁患儿行一期眼内人工晶状体植入术是可行且有效的，能促进术后视力及视觉重建。但也有研究认为 1 岁以内的婴儿先天性白内障摘除同时植入人工晶状体，尽管方法安全可行，但术后存在较大的屈光变化、严重反应以及视轴区浑浊发生率高等问题，不推荐实行[22]。

弱视治疗是术后视力重建的关键，应尽早进行。遮盖治疗针对弱视眼长期不视物而产生主动性抑制致视力不提高的病因，通过遮盖正常眼，患者被迫使用弱视眼视物来消除抑制，达到增进视力的目的。视觉训练与遮盖治疗相辅相成，对于防治弱视同样重要。目前可通过传统弱视训练和视感知觉训练，如穿珠子、夹小球等改善视力，有研究表明，每天低至 30 分钟的双眼视觉协调训练可预防单眼剥夺的影响[23]。

第三章 学龄前期与青少年视力残疾的预防

12. 什么是屈光不正

13. 近视的分类与临床表现是什么

14. 如何预防近视的发生、发展

15. 近视如何矫正

16. 为什么近视的防治是一个综合防治工程

17. 远视的定义与分类是什么

18. 远视如何矫正

19. 散光的定义与表现是什么

20. 散光如何矫正

21. 什么是屈光参差？如何矫正

22. 如何早期发现孩子的斜视

23. 为什么要重视斜视

24. 斜视的矫治方法有哪些

25. 什么是弱视

26. 弱视如何矫治

27. 如何预防儿童眼外伤

28. 眼外伤的急救要点是什么

12. 什么是屈光不正

当眼调节静止时，虽然外界的平行光线可以经过眼的屈光系统，但不能在视网膜黄斑中心凹聚焦，因此无法清晰地成像，此种情况被称为屈光不正或非正视。屈光不正包括近视、远视和散光。随着科技的发展以及电子产品的普及，屈光不正在人群中的发病率逐年升高，尤其是在青少年群体中，并且发病年龄逐渐减小[24-25]。

人眼的角膜和晶状体可以聚焦图像，使清晰的图像直接聚焦在视网膜上。如果角膜或晶状体弯曲不均匀、不平滑，光线就不能正确折射，就会产生屈光不正。屈光不正的发生受遗传因素、环境因素等多因素的综合影响，目前确切发病机制还在探讨中。不同的屈光不正会引起患者不同的症状，但共同特点是视力下降和视物模糊。当患者发生视力模糊并影响正常的生活、工作及学习时，应尽早就医纠正视力[24-25]。

13. 近视的分类与临床表现是什么

近视是屈光不正的一种，当眼在调节放松的状态下，平行光线进入眼内，其聚焦在视网膜之前，这导致在视网膜上不能形成清晰的像，称为近视眼[24-25]。

近视的常见类型有三种，分别依据近视度数、屈光成分和病程进展进行分类。根据近视度数分类：①轻度近视为 < -3.00D；②中度近视为 -3.00D ～ -6.00D；③高度近视为 > -6.00D。根据屈光成分分类：①屈光性近视，主要由于角膜或晶状体曲率过大，或各屈光成分之间组合异常，导致屈光力超出正常范围，而眼轴长度基本在正常范围；②轴性近视，即眼轴长度超出正常范围而屈光力基本在正常范围。根据病程进展分类：①单纯性近视，近视度数一般 < -6.00D，大部分患者眼底无病理变化，进展缓慢，用适当的镜片即可将视力矫正至正常，其他视功能指标多属正常；②病理性近视，一般度数较高，且伴有不同程度的眼底改变。患者除远视力差外，常伴有夜间视力差、飞蚊症、漂浮物、闪光感等。

近视的临床表现为：远距视物模糊、近距视力好，近视初期常有远距视力波动，注视远处物体时眯眼。由于看近处时不用或少用调节，所以集合功能相应减弱，易引起外隐斜或外斜视。如果近视度数较高的话，除远视力差外，还会有夜间视力差、飞蚊症、漂浮物、闪光感等症状，眼底也可能发生改变。与正常人相比，发生视网膜脱离、撕裂、裂孔、黄斑出血、新生血管和开角型青光眼的危险性要大得多。并且常由于眼球前后径变长，眼球较突出，眼球后极部扩张，形成后巩膜葡萄肿。

14. 如何预防近视的发生、发展

近视主要受遗传因素和环境因素的共同影响，通过控制环境因素的影响可以有效预防近视的发生与发展。

环境因素包括：①用眼距离。近距离工作被认为是影响近视发生的危险因素，与近视的发展呈正相关。应避免用眼距离 < 33 厘米，避免近距离用眼时间超过 45 分钟。②户外活动。户外活动时间与近视的发病率和进展量呈负相关，是近视的一种保护因素，应增加户外活动，每天至少 1 小时户外运动时间。③读写习惯。不良读写习惯是近视的危险因素，工作或阅读时应坚持“一尺一拳一寸”（阅读距离 33 厘米，身体距桌 6 ~ 7 厘米，手距笔尖 3.3 厘米），不在行走、坐车或躺卧时阅读。④采光照明。读写应在采光良好、照明充足的环境中进行，桌面的平均照度值不应低于 300 勒克斯（Lux），避免在较暗光线下学习、工作。⑤眼保健操。眼保健操可以让眼睛放松，改善主观视疲劳感受，做眼保健操可以减少调节迟滞，有助于控制近视，应培养正确做眼保健操的习惯。⑥充足睡眠。保障睡眠的充足，让眼睛得到充分的休息，小学生每天睡眠 10 小时，初中生每天睡眠 9 小时，高中生每天睡眠 8 小时，成年人每天睡眠 7 ~ 8 小时（不应少于 6 小时）。⑦补充营养。多吃蔬菜水果。有研究表明，食用富含 ω-3 脂肪酸的金枪鱼和鲑鱼等有助于视力的保护。

⑧电子产品。控制手机等电子产品的使用时间，使用电子产品 30 ~ 40 分钟后应休息远眺放松 10 分钟。对于单纯的低中度近视，父母有近视的孩子近视风险更高，而且与父母的近视度数呈正相关。对于高度近视，尤其是病理性近视，遗传因素的作用更明显。因此有近视的父母应更加注意让孩子避免易发生近视的环境因素[26-27]。

同时，应注意日常生活的管理。选择正规的验光配镜机构咨询，及时科学配镜，矫正视力，防止恶化；定期进行眼科检查，包括视力、眼压、视野、眼轴等的变化情况；18 岁以下的青少年每半年进行一次眼科检查，如果患有糖尿病、高血压等慢性病，更要定期进行眼科检查，避免眼部并发症；当突然出现视物模糊、视力丧失、视野缺损等，需及时就医排查；保持眼部卫生，不随意揉眼，同时注意避免过度用眼[26-27]。

15. 近视如何矫正

对于单纯性近视，目前主要有三种矫正措施，分别是框架眼镜、角膜接触镜和手术矫正[26-29]。

（1）框架眼镜：框架眼镜因其方便、经济、安全等特点，是最常见的近视矫正方式，应做到每年至少复查一次，及时调整眼镜度数。对于儿童近视患者，应至少每半年进行一次复查。对于配镜时机尚无确切的定论，目前认为，视力 0.6 以下，近视度数 100 度以下，根据孩子的需要，在持续用眼，如上课的时候佩戴眼镜；近视度数超过 200 度，则日常都需要佩戴眼镜。

（2）角膜接触镜：俗称隐形眼镜，包括软性角膜接触镜、硬性角膜接触镜和角膜塑形镜。眼部有活动期急性炎症、个人卫生不良、依从性差而不能定期复查、对护理液过敏者应禁用或慎用。

①软性角膜接触镜：适合任何年龄段的近视矫正，镜片柔软，佩戴舒适，但佩戴或护理不当可导致眼部炎症。

②硬性角膜接触镜：适合任何年龄段的近视矫正，透气性好，成像质量高，可矫正散光，也可用于一些特殊眼疾的视力矫正。但是配验要求高，初戴时异物感强，需要适应的时间。

③角膜塑形镜（OK 镜）：是一种逆几何设计的硬性透气性接触镜，通过佩戴使角膜中央区域的弧度在一定范围内变平，从而暂时降低一定量的近视度数，是一种非手术的可逆性物理矫形方法。临床试验发现长期佩戴角膜塑形镜可延缓青少年眼轴长度进展约 0.19 毫米 / 年。

（3）手术矫正：近视的手术矫正是通过手术方式改变眼的屈光度，主要方法有激光角膜屈光手术和有晶状体眼人工晶状体植入术（ICL）。近视矫正手术需要严格按照各类手术的禁忌证和适应证进行筛查和实施，主要适用于 18 岁以上度数稳定的近视患者。

①激光角膜屈光手术：对于年龄在 18 岁以上，屈光力稳定在 2 年以上，精神及心理健康、具备合理的摘镜愿望的患者，可以考虑激光角膜屈光手术。目前的激光角膜屈光手术主要包括激光原位磨镶术（LASIK）、微小切口基质透镜切除术（SMILE）、准分子激光屈光性角膜切削术（PRK）、准分子激光上皮下角膜磨镶术（LASEK）、经上皮准分子激光角膜切削术（TPRK）等，应在医生的建议下，根据角膜厚度等条件进行选择。

②有晶状体眼人工晶状体植入术：一般适用于近视度数较高，不愿意戴眼镜但又不适合激光角膜屈光手术者。有晶状体眼人工晶状体植入术是在保留自然晶状体的情况下，在前房或后房植入负度数人工晶状体的矫正近视方式。

16. 为什么近视的防治是一个综合防治工程

随着屈光不正快速低龄化，近视已经成为影响我国当代和未来人口素质的“国家战略”问题之一。根据相关报道，我国青少年近视患病率已高居世界第一。近视主要分为单纯性近视和病理性近视两类，其中大部分属于单纯性近视，主要受遗传因素和环境因素的双重影响。单纯性近视有进一步发展为病理性近视的风险，且近视眼底病目前已经成为主要的致盲原因之一。因此，青少年近视的综合防治工作迫在眉睫[30]。

我国对于青少年近视防治有一定的独特性，主要表现在以下方面[31]：

（1）近视防治需要全社会的共同努力。体制上，教育高峰与眼球发育高峰相重叠，户外活动时间太少、近距离用眼时间过长、电子产品使用过多等，都是导致近视的危险因素。为学生营造良好的视觉环境，促进学生视觉健康，预防近视等常见病的发生是国家培养学生德智体美劳全面发展的教育方针的必须要求。

（2）近视的防治呈现“轻防重治”的特点，即预防投入不足，在现有的近视防治体制下，承担近视防治重任的保健所与疾控中心眼科专业力量比较薄弱，而近视防治专业人员通常难以深入幼儿园或学校开展近视调研与防治指导。

（3）近视的专业防治难以从根本上解决近视问题。近视的防治呈现“难治可控”的特点。近视难以治愈，目前框架眼镜依然是主要的矫正方式。

目前，青少年近视的防控主要可以从以下方面着手：①行为干预。需要社会、学校、家长的共同参与，注意青少年的用眼距离、时间，增加户外活动的时间将有助于对近视的控制。②光学干预。在医生的指导下选择适合的近视矫正方式，进一步防止其发展为病理性近视，且要定期复查。③药物干预。主要以低浓度阿托品的药物干预为主，目前在其预防近视的原理及临床使用方面已有大量研究。④科学干预。加强近视机理、个体差异和流行病学的研究，对易感人群进行早期干预。

综上所述，近视的防治是一项综合防治工程，需要全社会的共同关注与参与。

17. 远视的定义与分类是什么

远视是屈光不正的一种，是指在眼睛调节放松状态下，平行光线进入眼内，聚焦在视网膜之后，在视网膜上不能形成清晰的像，称为远视眼。

远视的常见分类有三种，分别根据远视度数、调节作用对远视症状的影响和病因进行分类。根据远视度数分类：①低度远视为 < +3.00D；②中度远视为 +3.00D ~ +5.00D；③高度远视为 > +5.00D。根据调节作用对远视症状的影响进行分类：①隐性远视。临床上远视度数较低的患者，可以利用自身眼睛的调节作用，获得正常清晰的视力，常规显然验光（不散瞳下验光）表现为正常人正视，散瞳麻痹睫状肌后，可暴露真实的远视度数。②显性远视。远视屈光度超过调节作用的代偿范围，常规显然验光即表现为远视。根据病因分类：①轴性远视。由于眼的前后径较正视眼短导致。人在初生时眼的前后径较短，故很多婴儿表现为一种生理性的远视，眼轴随发育逐渐增长，到成年后可成为正视或接近正视。如果因为遗传或外部环境因素影响，儿童眼轴发育障碍，不能达到正常长度，或者出现眼内肿瘤、眼眶肿物、球后新生物和视网膜脱离等，可表现为病理性的远视。②屈光指数性远视。包括曲率性远视和屈光指数性远视，曲率性远视是由于一个或多个屈光介质成分表面弯曲度不够导致，如角膜表面弯曲度变小，可由先天性平角膜、角膜外伤或其他疾病引起；屈光指数性远视是由于一个或多个屈光介质成分屈光指数（折射率）发生改变导致，如晶状体的屈光力减弱，常见于老年性白内障、白内障晶状体摘除术后、晶状体后脱位、糖尿病眼部损害等[24-25]。

18. 远视如何矫正

学龄前儿童拥有正常的远视储备，如初生婴儿大部分有 150 ~ 200 度远视，6 岁儿童有 100 度远视，该时期儿童拥有良好的调节能力代偿，轻度远视多无须处理；而中高度远视未矫正可导致视觉感知力和视觉运动整合能力明显变差[32]。随着年龄增长，青少年近距离学习的时间延长，远视可造成明显视疲劳及内斜视患病率提高。低度远视儿童（远视小于300度），若无视力下降、斜视、弱视等视觉问题，无须矫正，随访观察即可。对于视力明显下降、伴双眼视觉功能障碍或其他功能性视觉问题儿童，需要及时至正规医院接受眼科医师的检查。目前针对低年龄段人群最常用的手段仍为佩戴合适镜片。

一般认为，中高度远视儿童，即屈光度数大于300度者必须进行屈光矫正，防止尚在视力发育阶段的儿童产生弱视。3 ~ 10岁远视儿童的处方屈光度数取决于散瞳后检影和主觉验光、小瞳孔下检影验光的结果；10岁以上中高度远视儿童，处方屈光度数一般为全矫远视度数的1/2 ~ 2/3，如伴有斜视则应个性化矫正，远视伴内斜视应足矫，远视伴外斜视应欠矫[33]。以上配镜均须结合患儿双眼视功能、调节、矫正视力及戴镜依从性等选择最终的适配度数，同时建议对于一般远视儿童每6个月随访一次，伴斜视、弱视等特殊情况远视儿童每3个月随访一次，伴有屈光参差性的高度远视儿童在3岁以前常无明显内斜视等体征，隐匿进展会导致弱视或斜视风险大大增加，该类儿童应密切随访，及时发现问题以便调整处方屈光度数，保卫患儿的视力健康[33]。

19. 散光的定义与表现是什么

散光是指由于眼球光学系统在各子午线上的屈光力不同，在眼调节静止状态下，平行光线通过眼球折射后所成的像并非一个焦点，而是在空间不同位置的两条焦线和最小弥散圆的一种屈光状态[34]。两焦线分别是曲率高的前焦线和曲率低的后焦线，最小弥散圆为前后焦线之间形成的最小的光学切面，当最小弥散圆恰位于视网膜上时，未矫正的散光眼视力最佳[24]。通俗地说，我们认为眼球是一个正球形，光线经过角膜、晶状体等屈光间质的折射后在视网膜上形成一个清晰的焦点，这是理想的屈光状态。但是实际上的眼球不是正圆的状态，有的方向长一点，有的方向短一点，这样通过对光线的折射以后，在视网膜上就会形成两条交线，而不是一个焦点，这种屈光状态就叫作散光。

眼总散光由角膜散光和眼内散光组成，角膜散光占主要作用。散光类型分为规则散光和不规则散光。最大屈光力和最小屈光力主子午线相互垂直者为规则散光，反之则为不规则散光。规则散光又分为顺规散光、逆规散光、斜轴散光。最大屈光力主子午线在（90±30）° 位置的散光为顺规散光，最大屈光力主子午线在（180±30）° 为逆规散光，其余为斜轴散光[24]。

婴儿刚出生时约有 200 度的顺规散光，随着眼球的发育和正视化，散光度数可在 2 ～ 3 岁时明显降低，此后青少年的散光也以顺规散光为主[35]。儿童散光度数低时并无明显症状，严重散光者可出现视物模糊、扭曲，远近距离均不能改善，容易视疲劳和头痛。双眼高度不对称的散光患者甚至会产生代偿性的头位和眼位，以获得更好的视觉。

20. 散光如何矫正

散光常常伴有近视和远视，如不及时诊断治疗，可导致视力急剧下降。散光矫正的目的是将两条焦线的距离变短，最终成为一个焦点[24]。散光可佩戴框架眼镜以柱镜矫正，对于不规则散光无法使用柱镜矫正的患者可佩戴硬性角膜接触镜矫正[36]。

建议学龄前及学龄儿童超过 150 度的顺规及逆规散光和超过 100 度的斜轴散光须配镜矫正；当患儿远视或近视同时伴有散光时，如散光超过 50 度，应同时矫正散光，如只伴 25 度散光且矫正后视力明显提高者，也应给予矫正；一般诊断散光时，除了患儿主诉的视物模糊，可在散瞳后对其进行电脑验光仪验光和检影镜验光以确定散光轴位和度数，初诊散光 200 度以上或随访时散光变化较大者应检查角膜地形图或眼前节分析系统以排除圆锥角膜的可能[33]。散光患者初次佩戴柱镜可因视物变形造成主观感觉不适，年龄越大通常适应时间越长，对于不能适应全矫的患儿，可以先予以较低散光度数矫正，再逐渐增加度数。对于单纯近视散光和单纯远视散光的儿童，可结合其平常看近看远的习惯，适当调节柱镜度数以达到最佳的视觉体验。建议散光患者每 6 个月随访一次，伴随斜视或弱视患者建议每 3 个月随访一次，重度散光患者可每月随访一次[33]。

21. 什么是屈光参差？如何矫正

双眼屈光度数存在显著差异者，称为屈光参差。屈光参差的病因复杂，遗传方面尚无定论，不健康的用眼习惯可能促使屈光参差的发生，如近距离学习坐姿不正确、歪头看书等，长期的双眼视物距离不同，可导致视网膜的成像质量不同，进而引起屈光参差[37]。屈光参差在婴幼儿时期发病率明显下降，在儿童和青少年时期增加，这可能与未完全矫正的近视、远视等有关[38]。中国儿童弱视斜视防治组的标准为双眼屈光球镜相差≥ 1.50D、柱镜≥ 1.00D（即双眼近视度数相差超过 150 度，散光超过 100 度）为病理性屈光参差[37]。临床上，病理性屈光参差可造成双眼接收到的图像在大小、亮度、颜色、对比度、清晰度等方面有较大的差异，从而造成双眼融像困难、立体视觉变差。通俗地说就是当两只眼睛看到一个物体时，大脑无法把两只眼睛看到的物像综合成一个完整的像。屈光参差的影响是容易进展为弱视，屈光参差程度差异越大，弱视发病率越高。究其原因，是视力较差眼的成像会对视力较好眼的成像进行干扰，大脑为了避免这种干扰，会主动抑制视力较差的眼。因为用进废退，视力较差的眼便会形成弱视，并且远视性屈光参差较近视性屈光参差更容易形成弱视[39-40]。

在儿童视觉发育的关键时期内矫正屈光参差可以改善环境视觉刺激对视觉通路和功能发育的影响，佩戴合适的镜片是目前屈光参差的主要矫正手段，包括框架眼镜、角膜接触镜等。临床上对屈光参差患者的处方需要考虑其屈光度数、调节功能、聚散功能、眼位等，对于视觉参差的患儿建议配镜度数达到全部矫正，可维持双眼视力平衡以减少双眼相互抑制现象，恢复双眼正常的视觉[41]。

22. 如何早期发现孩子的斜视

斜视是指任何一眼轴偏离的临床现象，是指两只眼睛不能同时精准对焦到同一个物体上，其中一只眼睛出现跑偏的情况。斜视可由双眼单视异常或控制眼球运动的神经肌肉异常以及机械性限制引起。斜视不仅影响患儿外观，造成患儿自卑等心理障碍，而且会导致患儿视力损伤和弱视，影响双眼视觉和立体视觉形成，如患儿表现间断或持续性单眼偏斜的现象，如主诉看3D电影视疲劳严重且看不出立体效果等，家长需细心观察上述现象以便早期就诊[42]。

斜视的临床分类方法繁多，以下仅介绍两种简单分类，首先可分为先天性斜视和后天性斜视，先天性斜视占多数，且并非全部出生即出现；其次，根据患者是否能够自行控制双眼的眼位，将斜视分为隐性斜视和显性斜视。显性斜视是指在双眼同时“看”的时候，一眼出现偏斜，这是大众所认为的斜视。隐性斜视是指双眼同时“看”时，眼位是正的，但当遮盖一眼，或者患者发呆时，其对双眼的控制减弱，一眼眼位偏斜。显性斜视又分为恒定性外斜视和间歇性外斜视，间歇性外斜视是隐性斜视至显性斜视的过渡阶段[42]。间歇性外斜视在临床上最为常见，多见于儿童群体，60% ~ 70%婴儿会出现短暂的间歇性外斜视，发病后融合功能、集合功能可逐渐减退，若未及时治疗，可随着年龄增长发展为恒定性外斜视[43-44]。

23. 为什么要重视斜视

双眼视觉功能涉及多系统，如中枢整合、视觉感知及运动系统等，各系统之间相互协作建立三维感知高级型视觉功能[45]。儿童时期是双眼视觉功能发育建立的主要阶段，可分为发育期、敏感期、重建期，大多数儿童5岁之前结束发育期，5～8岁为敏感期，9岁及以后为重建期，因此斜视患儿需要尽早接受适当治疗，视觉功能预后更好[46]。立体视觉是双眼视觉功能的最高形式，用于分辨周围物体的远近、深浅、高低和空间定位，斜视对建立立体视觉的影响最大，斜视发生得越早，立体视觉的预后越差[47]。间歇性外斜视患者的远立体视觉易于破坏，也易于重建，但近立体视觉不易破坏，也不易重建，因为影响近立体视觉的因素很多，包括调节、融合、集合和瞳孔反应等[48]。立体视觉从出生后4个月左右开始发育，2岁时到达高峰期，5岁左右发育成熟，9岁时基本结束，因此对于斜视引起的立体视觉发育障碍，矫正治疗有关键时期，推荐于3岁前矫正[48]。

随着现代科技的迅速发展，工作中对于立体视功能的要求越来越高，许多职业要求操作者拥有良好的立体视功能，如做显微手术的医生、驾驶员、操作精密仪器的人员等，良好的立体视觉可以保证更高水平的工作效率和工作质量，防止安全事故发生。

24. 斜视的矫治方法有哪些

为改善斜视患者生活质量，减轻相应家庭及社会负担，目前多数儿童及青少年斜视患者需要手术治疗，部分可先行配镜观察是否可以缓解斜视且提升矫正视力[42]，最终纠正眼位、重建立体视觉、恢复正常视功能。

斜视的矫正需要先考虑屈光不正、弱视等因素，再选择适当的手术方案。对无代偿头位和眼位改变的轻度单纯下斜肌亢进儿童可随访观察，暂不行手术，该类患儿数量少[35]。以下为患儿接受斜视手术之前应特别处理的情况：①对屈光调节性内斜视和部分调节性内斜视患儿应充分矫正远视性屈光不正，避免将屈光调节性内斜视误诊为部分调节性内斜视或非调节性内斜视，导致不必要的手术治疗。②对单眼斜视伴弱视患儿应规范地进行遮盖治疗，弱视眼提高至双眼视力平衡或接近平衡。③对间歇性外斜视儿童应充分矫正近视性屈光不正或屈光参差，患儿充分矫正屈光后的看远和看近斜视度数是间歇性外斜视分类和选择相应术式的依据，根据患儿的融合控制能力可评估病情严重程度，眼位控制不良较斜视度数更能反映病情发展[43]。斜视的手术时机目前尚无明确定论，内斜视在立体视觉形成前纠正可获得较好的远期效果，间歇性外斜视患者在屈光不正得到有效矫正时和单眼弱视患者达到双眼视力平衡时可行手术治疗，但年龄偏小的间歇性外斜视患儿，视觉系统仍在发育，若行手术矫正应避免过矫[49-50]。

斜视患儿易发生社会心理问题，学习、人际交往、自信心等受到明显影响，长此以往可能导致学业水平下降、社会适应能力减退，男生可表现为易做出攻击性和违纪行为，女生可表现出社会退缩现象。因此，治疗斜视的同时也需要关注患儿的心理健康，提供足够的家庭、学校及社会支持[51]。

25. 什么是弱视

弱视是指由单眼斜视、屈光参差、高度屈光不正以及形觉剥夺等异常视觉经验引起的单眼或双眼最佳矫正视力低于同年龄段正常儿童视力的平均值，并且眼部检查无器质性病变的疾病，或双眼最佳矫正视力相差 2 行及以上，视力较低眼则为弱视眼[42]。弱视在基于人群的研究中患病率为 0.75% ~ 1.9%，基于学校的研究中患病率为 1.0% ~ 5.5%，危险因素包括屈光参差、斜视、早产、发育迟缓等，与妊娠期烟草暴露、药物或酒精摄入也有一定相关性[52]。弱视本质上是一种视觉图像处理异常导致的中枢神经系统发育障碍，极少有视通路异常，可伴有对比敏感度和调节功能异常[52]。

根据儿童视力发育规律，3 ~ 5 岁儿童视力的正常值下限为 0.5，6 岁及以上儿童视力的正常值下限为 0.7[53]。轻中度弱视为最佳矫正视力低于相应年龄视力正常值下限且≥0.2，重度弱视则是最佳矫正视力<0.2[52]。斜视性弱视多由单眼斜视造成；屈光不正性弱视多为双眼弱视，多发生于佩戴过屈光不正的矫正眼镜后，一般于佩戴屈光不正矫正眼镜后的3～6个月内确诊；屈光参差性弱视多为屈光度数较高的眼发病；形觉剥夺性弱视可单眼或双眼发病，病因包括屈光间质混浊，如角膜混浊、先天性白内障等，或者先天性上睑下垂遮挡眼轴等。

26. 弱视如何矫治

弱视一旦确诊，应立即治疗，患儿应早于4岁前接受治疗和训练，以提高视力，获得立体视觉，使患儿生存质量得到改善[51]。弱视患儿的诊治受父母职业、文化程度、家庭经济状况的影响，部分不了解弱视的家长误认为弱视能随着孩子长大而消失，此举可导致患儿错失弱视治疗的最佳时机，造成终身遗憾。

弱视矫正方法分为以下五类：①消除形觉剥夺病因。对于危害视觉发育的先天性白内障或严重上睑下垂等须及时进行手术，并于术后进行光学矫正。②矫正屈光不正。不伴发斜视者可根据睫状肌麻痹后的检影结果配低矫镜，并随诊观察。伴发内斜视者首次配镜需充分矫正远视性屈光不正，此后规律随诊复查视力，睫状肌麻痹后行检影验光，若眼位正、视力好，可保留一定的生理远视。伴发外斜视者应按可获得最佳矫正视力的较低度数进行配镜，3 岁以下儿童不能配合检查者，可根据生理性远视屈光度数计算最后的处方配镜度数。③遮盖疗法。单眼弱视治疗首选的方法，遮盖相对视力较好眼的镜片，强迫弱视眼注视，遮盖过程中监测双眼视力，就诊患儿年龄越小，一般所需遮盖时间越短，并在去遮盖后继续随访 2 ~ 3 年。④不完全遮盖。将半透明材料贴在视力较好眼的镜片上，原理与普通遮盖疗法相似，适用于轻度弱视。⑤压抑疗法。适用于轻中度弱视，阿托品滴眼液点于视力较好的眼以压抑其功能[54]。弱视患儿遮盖疗法效果对患儿依从性要求高，需要家长细心指导患儿按时佩戴眼镜，针对弱视治疗还有一系列辅助视觉训练，包括红光闪烁仪、穿珠子、穿针等，可提升弱视眼视力[42]。

预防弱视须从广泛的宣传教育做起，让更多人认识到弱视的危害和相关危险因素，3 岁前是儿童眼保健工作的关键时期，鼓励家长定期为婴幼儿进行视力评估，发现孩子看东西眯眼、歪头斜眼视物、手眼协调差、走路易摔倒等应及时到医院检查，若低龄儿童出现对遮盖单眼明显抵触也需警惕双眼视力不一致的可能[42,52]。

27. 如何预防儿童眼外伤

眼外伤是任何机械性、物理性或化学性的外来因素作用于眼部，造成视觉器官结构和功能的损害的统称，按照致伤原因可分为机械性眼外伤和非机械性眼外伤两大类。机械性眼外伤可根据眼球壁（巩膜和角膜）的完整性分为开放性眼外伤和闭合性眼外伤，其中开放性眼外伤可根据致伤原因分为钝器导致的眼球破裂和锐器导致的裂伤。裂伤又可分为眼球穿通伤、贯通伤和眼内异物。

孩子的眼外伤对视力的影响严重，有时及时治疗也难以恢复视力，致盲率高，是孩子单眼失明的主要原因，所以眼外伤主要以预防为主。眼球穿通伤是由锐器造成单一伤口的眼球壁的全层裂开，使眼内容物与外界沟通，可伴有或不伴有眼内损伤或组织脱出。据资料显示[55]，儿童眼球穿通伤主要是剪刀、木质或铁质锐器致伤，如玻璃扎伤和玩具刺伤。除锐器外，玻璃、石块、碎瓶等划伤，拳击、脚踢、碰撞、摔倒等也是主要的致伤因素[56]。不同于成年人眼外伤与工作有直接关系，孩子眼外伤主要与日常生活有关，通常是由意外伤害或误伤引起的，而生活中大部分致伤因素是可以规避和预防的。

眼外伤的预防主要包括以下四点：首先是对家长和教师进行眼外伤防范意识的科普和宣传，增强他们的责任意识，加强对孩子的看护；其次是将孩子日常生活场所存在的可能致伤物，尤其是孩子可能接触到的潜在致伤物进行正确存放与妥善保管，在公共场所更要注意孩子的防护，远离可能造成眼外伤的危险环境和危险物品；再次是慎重选择和购买孩子的日常生活、学习用品和玩具等，提高孩子所使用物品的安全标准，避免一些不安全和不合格产品；最后是对孩子进行眼外伤相关知识的教育和普及，加强对眼外伤的认识，提高孩子的危险意识和自我保护意识，使其明白眼外伤的危险性，同时告诉孩子远离刀、针、剪等尖锐物品，不嬉戏打闹和打架斗殴、不放鞭炮和不玩弹弓等。通过采取上述措施，可以最大限度地避免儿童眼外伤的发生。

28. 眼外伤的急救要点是什么

如遇到发生眼外伤的患者，首先应询问病史，重点询问患者受伤的时间、环境、致伤物及其致伤方式，还应询问患者受伤后的处置情况。根据采集到的病史，有针对性地进行眼科相关检查，判断应该采取进一步处理的方式。眼外伤的急救不能忽视生命体征变化和全身重要脏器的损伤，应秉承“先抢救生命，后眼科急救”的理念。

机械性眼外伤的急救要点：眼球表面（结膜和角膜）的

异物伤应通过冲洗和擦拭去除，首先清除结膜表面的异物，角膜异物则应在眼球表面利多卡因麻醉后再剔除。外伤引发的多发性异物，先剔除表面异物再剔除深层异物，剔除后给予抗生素眼膏点眼。眼睑撕裂伤需根据情况判断是否需要缝合。眼球穿通伤和眼内异物，首先进行对眼外伤伤口的相关处理，眼球穿通伤的致伤物通常会导致病原微生物进入眼内并引起感染，在处理伤口时要注意控制感染。角膜和巩膜的伤口要立即缝合，脱出的眼内组织要根据具体情况进行评估并决定切除后还纳或直接还纳。发生外伤性白内障时，如果前囊膜破裂要进行白内障摘除术，如果囊膜完整则可暂时不行手术，后囊损伤小可进行超乳手术，后囊损伤大则应联合玻璃体切割术。当存在眼内异物时，可取出的应直接取出，不能取出的应先进行伤口一期缝合，后二期取出异物。应常规注射破伤风抗毒素，术后全身和局部应用抗生素。

非机械性眼外伤的急救要点：非机械性眼外伤包括眼热烧伤、化学伤、辐射伤等。轻度眼热烧伤可以局部使用缩瞳剂和抗生素眼液；严重的热烧伤应彻底去除坏死组织，局部应用抗生素及其他药物。发生眼化学性烧伤时要立即现场用大量清水或生理盐水冲洗眼部，后就医。对于辐射性眼外伤患者可行利多卡因滴眼，缓解疼痛、消除痉挛，并给予镇静药。

罗瑞明[57]回顾性分析发现，院外急救对眼外伤的治疗有积极意义，视力预后会更好。在眼外伤发生后的紧急情况下，如果缺乏正确的相关急救知识，会错失宝贵的时机，且不恰当的方式可能会导致二次损伤，受伤后的处理直接影响眼球的形态和功能，所以掌握眼外伤的急救知识非常重要。

第四章 成年人视力残疾的预防

29. 什么是青光眼

30. 青光眼是什么原因引起的

31. 青光眼急性发作有哪些症状

32. 当怀疑自己患青光眼时应做哪些检查

33. 一只眼青光眼发作，另一只眼怎么办

34. 如何治疗青光眼

35. 为什么说青光眼是第一位的不可逆致盲性眼病

36. 怎样早期发现青光眼

37. 青光眼患者在药物及手术治疗后眼睛不再胀痛，能否说明已经治愈

38. 糖尿病患者为什么要定期去看眼科医生

39. 糖尿病能导致哪些眼病

40. 糖尿病性视网膜病变的危害是什么

41. 怎样防治糖尿病性视网膜病变（三级预防）

42. 糖尿病性视网膜病变为什么要激光治疗

43. 什么是高度近视

44. 高度近视的危害是什么

45. 高度近视遗传吗

46. 如何预防高度近视

29. 什么是青光眼

青光眼是一组威胁和损害视神经及其视觉通路，最终导致视觉功能损害，主要与病理性眼压升高有关的临床征群或眼病。青光眼是全球第二位致盲性眼病，也是全球第一位不可逆致盲性眼病。大多数情况下，青光眼视神经病变的发生与病理性眼压升高有关，也有少部分青光眼患者眼压不高。

青光眼有很多种类型，临床上通常将青光眼分为三大类，即原发性青光眼、继发性青光眼和发育性青光眼。原发性青光眼根据眼压升高时前房角的状态，可分为原发性闭角型青光眼和原发性开角型青光眼。原发性闭角型青光眼房角关闭机制多种多样，可以据此进一步分类[58]。

青光眼发病隐蔽，早期几乎没有任何症状，难以被发现，等到出现明显症状时往往病变已经进展到中晚期，青光眼患者容易错过最佳的治疗时机，严重影响正常生活和工作。对于青光眼患者来说，最理想的治疗方式为早期发现、合理治疗，把眼压控制在合适的范围内，延缓疾病的发展进程，防止视功能继续恶化，保留残余的视功能，维持现存视力。

青光眼作为一种危害极大的慢性眼病，不但致盲率高且不可逆，即无法达到治愈复明的状态。青光眼患者要终身随访，有青光眼高危因素的人要定期复查。

30. 青光眼是什么原因引起的

青光眼有许多种类型，不同类型青光眼的病因也不同。眼压升高可直接造成视网膜神经节细胞损伤，各种非眼压因素可造成损害，继发性神经免疫炎症也可能导致进行性损害[59]。

原发性青光眼的发病机制难以用单一因素来概括，病因也与很多因素有关。病理性眼压升高是其主要的危险因素，病理性眼压升高导致青光眼性视神经病变存在两种机制，即机械压力学说和血管缺血学说。房水循环的动态平衡直接影响到眼压，房水的生成与排出导致眼压的高低变化。除了病理性眼压升高，还存在一些其他方面的危险因素，包括地域、种族、性别、年龄（眼部结构随着年龄增长而发生变化）、家族史（家族遗传倾向）、屈光不正（高度远视和高度近视）、不良用眼习惯、某些基础疾病（如高血压、糖尿病等）。

继发性青光眼是因眼部其他疾病或全身疾病及药物的不合理应用，干扰了正常的房水循环，或阻碍房水外流，或增加房水生成引起的，如炎症相关性青光眼、眼球钝挫伤相关性青光眼、晶状体相关性青光眼、血管疾病相关性青光眼、综合征相关性青光眼和药物相关性青光眼。继发性青光眼存在较为明确的致病原因——原发病变，包括各种累及眼部的炎症、顿挫性眼外伤、血管疾病、相关综合征和相关药物等。

发育性青光眼的病因是胚胎期和发育期内房角组织学发育异常引起的，包括单纯小梁发育不良、虹膜小梁网发育不良和角膜小梁发育不良等。

31. 青光眼急性发作有哪些症状

除了急性原发性闭角型青光眼，其余类型的青光眼大多表现为慢性疾病。急性原发性闭角型青光眼的急性发作属于其临床发作规律四个阶段中的发作期，可分为先兆期（亦称小发作、不典型发作）和急性大发作（典型的大发作），临床表现比较复杂，典型表现如下。发作期初期，患者有轻微的眼胀、头痛或伴鼻根部酸胀不适，或恶心呕吐，白天视物呈雾状，夜晚看灯光有虹视，虹视是指患者看到光的周围出现彩虹样内绿外红排列顺序的彩色晕轮。先兆期患者自觉症状轻微，仅有轻度眼部酸胀、头痛，视觉影响不明显，但有雾视、虹视现象，发作时间短暂，表现为一过性，休息后可自行缓解，可反复多次发作。

急性大发作起病急，大多为一眼发作，亦可两眼同时发作，表现为具有剧烈的眼痛、头痛，甚至恶心、呕吐等全身症状；视力明显减退，可仅存光感。此外还可有畏光、流泪等眼部刺激症状的表现。这些症状可以归类为眼部症状、视觉症状和其他症状。眼部症状包括眼胀、眼痛、流泪等；视觉症状包括虹视、雾视、视力减退等；其他症状包括恶心、呕吐、头痛等全身症状。青光眼急性发作的症状是由眼压升高引起的，而眼压升高的机制是在正常的房水循环途径中，出现病理性瞳孔阻滞，使得房水从后房通过瞳孔流向前房的阻力增加，虹膜后的压力升高进而顶推周边虹膜向前膨隆关闭房角，房水外流受阻。

需要注意的是，青光眼急性发作时患者出现剧烈头痛、恶心、呕吐等全身症状时，容易被错误判断为神经科的脑血管疾病和消化内科的急性胃肠炎等，进而被延误诊断治疗导致病情的加剧和恶化。熊飞[60]认为青光眼急性发作出现头痛、恶心、呕吐与眼压升高可引起虹膜睫状体水肿导致三叉神经受压，从而影响迷走神经有关。

32. 当怀疑自己患青光眼时应做哪些检查

当怀疑自己患青光眼或者存在高危因素时，应进行如下检查。

（1）眼压检查。眼压是诊断青光眼的重要指标，青光眼患者常有眼压升高。李红锋等[61]研究认为眼压越高，非接触眼压计与 Goldmann 压平式眼压计的结果差值越大，建议使用眼压测量的金标准 Goldmann 压平式眼压计测量眼压。青光眼的病理改变是病理性眼压升高，眼压的升高对于青光眼的诊断有一定的价值，但是眼压高不等同于青光眼，不能仅通过测量眼压来诊断青光眼，因为临床上正常眼压的定义是不引起视神经损害的眼压范围。眼压升高不能确诊青光眼，眼压在正常范围内也不能排除青光眼的诊断。

（2）房角镜检查。房角镜检查对于房角形态的判断是诊断不同类型青光眼的基本依据，通过观察房角的开闭状态，从而区分开角型青光眼和闭角型青光眼。

（3）视神经检查。视神经检查可用以观察是否存在青光眼造成的眼底改变，主要是视盘及其旁周的形态学改变，包括视盘大小、杯 / 盘比值、盘沿的形态改变、视网膜神经纤维层的缺损等。通过对视盘和视网膜神经纤维层的检查，识别青光眼性视神经损害特征[61]。

（4）视野检查。视野检查包括中心视野检查和周边视野检查，青光眼患者通常会出现视野缺损和损害。本质上讲，青光眼的概念早已不是单纯的眼压升高，而是视网膜视神经的损害。视野检查可以通过有无视野损害和缺损直接反映出视神经的损害情况。目前以中心静态阈值视野检测作为青光眼视功能评价的金标准[62]。

33. 一只眼青光眼发作，另一只眼怎么办

当具有明确的一只眼急性闭角型青光眼发作病史，而另一只眼从未发作时，另一只眼则被认为是处于临床前期，存在着急性发作的潜在危险。一只眼青光眼发作导致视力和视野损伤，另一只眼便担负起患者视功能的重任，这时一定要把握住时机，采取早期有效的医学治疗手段，及早预防另一只眼青光眼的发生。有关研究[63]发现，另一只眼和青光眼发作的一只眼的前房整体结构无明显差异，二者前房结构差异主要表现在房角局部，另一只眼的房角相对较宽但前房整体狭小，是暂时未发作而在一定时期易发作的解剖基础。

对于临床前期的眼睛，我们不能因为它还没有发作就疏忽懈怠，青光眼所导致的视力损害是不可逆转和恢复的，所以早期发现、及时进行预防和治疗，对于避免发生青光眼而致盲是非常重要的。此时对临床前期眼进行治疗的目的是防止其发作，对于临床前期眼不加以干预的话，将来很有可能进展为急性原发性闭角型青光眼，可以及时采取相应的手术治疗，即周边虹膜切除术或者激光周边虹膜切除术，也可以使用1%毛果芸香碱滴眼液等缩瞳剂进行药物治疗。根据患者的需求和实际临床情况选择合适的治疗方法。董胜华等[64]研究认为，周边虹膜切除术、YAG激光虹膜根切术和单纯毛果芸香碱滴眼液点眼治疗均可以有效预防急性原发性闭角型

青光眼临床前期眼发展为急性发作眼。此外，还应该对另一只眼进行长期的随访，观察青光眼的进展以及疾病的控制程度，以便早期识别、及时治疗。

34. 如何治疗青光眼

青光眼的治疗方法多元，常见的治疗方法有药物治疗、激光治疗、手术治疗和联合治疗。根据青光眼疾病进展以及患者的全身状况、经济情况、心理预期等综合考虑采取相应的治疗措施，控制病理性升高的眼压，进而阻止青光眼性视神经病变的病程进展。青光眼的根本治疗是将病理性升高的眼压控制在个体安全眼压范围。

（1）药物降眼压治疗：①眼局部应用的降眼压药物，如拟胆碱作用药物、β 肾上腺素受体阻滞剂、碳酸酐酶抑制剂、α 肾上腺素受体激动剂和前列腺素衍生物等；②全身应用的降眼压药物，作为局部用药效果不好的补充或术前用药，如碳酸酐酶抑制剂和高渗脱水剂。药物治疗青光眼时一定要规律用药、坚持用药和定期复查，根据疾病进展调整治疗方案，提高患者用药依从性，进行持续性防治。

（2）激光降眼压治疗：目前推荐选择性激光小梁成形术、激光周边虹膜切除术和睫状体光凝术等。激光的治疗不仅可以单独作为一种治疗方法，还可以作为药物的联合治疗方法以及手术治疗术后的补充治疗方法。

（3）手术降眼压治疗：最常用的手术方式是眼外引流的滤过性手术，包括小梁切除术、巩膜咬切术和非穿透性小梁手术及其他手术，如白内障超声乳化人工晶状体植入术等[65]。其中小梁切除术是青光眼滤过性手术的主流术式。

此外，先天性青光眼一经诊断应尽早手术治疗。继发性青光眼的治疗要兼顾眼压和原发病的问题，不可仅考虑降低眼压而忽视对原发病变的治疗，治疗原发病变才是治疗的关键。

35. 为什么说青光眼是第一位的不可逆致盲性眼病

当今医学飞速发展，医疗理论和技术水平不断进步，许多既往认为的致盲眼病，如白内障、角膜病变，可以得到有效治疗而痊愈。治疗青光眼的药物越来越多，手术方法也不断更新，然而青光眼依旧是第一位不可逆致盲性眼病。

可逆性疾病是指疾病发生后可能痊愈，青光眼是不可逆致盲性眼病，这意味着青光眼是终身疾病，需要长期治疗。青光眼疾病进展的全过程是连续的、逐渐加重的，青光眼性视神经病变的视神经损伤呈不可逆性、进行性发展，病理结局是视网膜视神经损害，也就是视网膜神经节细胞损伤变性、凋亡的结果。青光眼是一种隐匿的、易被忽视的疾病，早期没有明显的症状，通常难以把握治疗时机，就诊时患者病情已经进展到中晚期，视觉功能损伤严重。对于青光眼患者来说，若延误治疗，疾病发展到晚期则视野丧失，最终可能出现青光眼性失明，这些都是无法逆转的，即使经过治疗，视力也是无法彻底恢复的，只能避免病情的进一步发展，延缓视力丧失。据相关资料[66]预测，2020年全世界青光眼的患病人数将达到7960万人，因原发性青光眼失明的人数将达到1110万人。

希望随着医学研究的不断深入，对于青光眼的治疗在未来可以取得根本性、突破性、创新性的进展，从而能够显著降低青光眼的患病率和致盲率，使青光眼不可逆致盲性眼病的身份成为历史。

36. 怎样早期发现青光眼

青光眼家族史是青光眼发生发展的一个极为重要的危险因素。这类高危人群不管是否出现青光眼的相关症状都应高度重视，长期眼科观察随访。当已有一只眼睛被确诊为青光眼时，要注意警惕另一只眼青光眼发生的可能。双眼眼科长期随诊，如有病情的发生或发展应及时干预。四十岁以上疑似青光眼，但暂无明显自觉症状的患者，也需每年做一次相关检查以评估病情。此外，糖尿病、高血压等全身性血管性疾病，可能会影响视盘供血而导致视神经损伤[67]，也应提高警惕，控制好全身疾病，定期观察随访。有研究[68]表明，精神心理因素是导致原发性闭角型青光眼发病的危险因素之一。睡眠障碍、抑郁焦虑情绪、情绪激动以及过度劳累等，可通过导致交感神经兴奋和肾上腺皮质激素分泌增加，使房角急性关闭引发青光眼。其他因素，如用眼时间过长、一次性饮水量过大等都可诱发青光眼。高度近视与高度远视等其他相关眼病有可能与青光眼的发生相关。短期内有内眼手术的患者如发生眼胀、眼痛等症状应重视，及时就诊。

如患者有上述相关危险因素，并出现一过性的虹视、眼胀、眼痛等可疑青光眼症状，切勿自己判断、自我诊治，也不要盲目认为是感冒或者劳累引起的，应及时就诊，以免错失诊治的良机。

37. 青光眼患者在药物及手术治疗后眼睛不再胀痛，能否说明已经治愈

就目前的医学治疗手段来说，青光眼所致的眼底改变是

无法进行逆转或恢复的，但却是可以延缓甚至阻止的。目前青光眼的治疗方法主要围绕三个方面展开，即药物、激光和手术治疗。其主要目标是降低眼压，减少视神经损害，延缓或阻止青光眼的病程进展，尽可能挽救患者视功能。

早期青光眼患者通过积极治疗与定期随诊可以有效延缓甚至阻止病情发展，且大部分患者可以保持一定的视功能，但晚期的青光眼患者虽然经过治疗可减轻其疼痛，但视功能却难以恢复，严重的会导致失明，且无法逆转。此外，有研究[69]显示，年轻的可疑青光眼患者发病隐匿，大部分症状不典型或无症状，因此我们不能以眼红、眼痛等症状来判断青光眼有无，仍需重视眼压、眼底及其他眼科检查。在临床工作中，我们发现青光眼患者随诊不规律是导致严重视功能损害的重要原因之一，一些患者以为手术治疗后症状得到缓解就是治好了，不随诊，等到有症状甚至视野严重缺损后才就诊，但往往为时已晚。

在这里再次提醒各位患者，即使是经过药物、手术治疗的青光眼患者依然需遵医嘱复诊，定期监测视力、眼压、眼底情况。尤其是中晚期青光眼患者，由于瘢痕增生、滤过口阻塞等因素，若术后眼压控制不稳定，患者可能还需进行二次或多次手术。

38. 糖尿病患者为什么要定期去看眼科医生

糖尿病的严重眼部并发症之一为糖尿病性视网膜病变。在糖尿病性视网膜病变早期（非增殖性糖尿病性视网膜病变），患者通常没有自觉症状，此时经眼科医生检查，监测眼底改变，可以通过药物或者激光治疗控制糖尿病性视网膜病变进展，保留中心视力。若早期患者未予以重视，任由糖尿病性视网膜病变发展（增殖性糖尿病性视网膜病变），随后可能出现视物模糊、视物变形、视野遮挡，严重时可能出现视力丧失，此时糖尿病性视网膜病变已较为严重，需要多次手术以达到保留视力的目的，且手术复杂，治疗难度增加。与此同时，眼科医生也可以通过眼科检查判断出患者近期血糖控制情况，并向内分泌科医生提供疾病进展的依据。因此，糖尿病患者需要定期于眼科就诊，监测糖尿病性视网膜病变进展，及时干预以保留视力，提高生活质量。

39. 糖尿病能导致哪些眼病

糖尿病可以引起多种眼部并发症。即使血糖得到了很好的控制，糖尿病患者的眼部并发症依旧可以于起病后约 20 年出现。若血糖控制不佳，糖尿病眼部并发症的风险会明显增加。糖尿病可以累及眼部多种组织，其中以晶状体和视网膜病变最为常见[24]。

随着血糖的波动，患者可以出现近视或者远视表现，究其原因，是血糖波动导致房水渗透压改变。当血糖升高，房水渗入晶状体，导致晶状体纤维肿胀，晶状体折光能力增强，表现为近视；相反，当血糖降低时，晶状体内的水分外渗，晶状体折光能力减弱，表现为远视。此外，高血糖还会导致晶状体纤维肿胀、变性混浊，发生白内障。最常见的老年性白内障出现于中老年患者，而糖尿病患者的白内障比老年性白内障发生得更早，进展更迅速。

糖尿病性视网膜病变是一种慢性、进行性、潜在危害视力的视网膜微血管疾病。糖尿病性视网膜病变早期（非增殖性糖尿病性视网膜病变）患者可能无自觉症状，也可以因黄斑水肿出现视力下降、视物变形等症状。糖尿病性视网膜病变晚期（增殖性糖尿病性视网膜病变）患者因视网膜新生血管形成，可以出现玻璃体积血、牵拉性视网膜脱离，表现为严重的视力下降、眼前黑影遮挡、视野缺损。若病变进一步进展，还可能发生虹膜、房角新生血管形成，导致新生血管性青光眼，表现为剧烈的眼痛以及视力下降。

糖尿病眼部病变还可以表现为结膜微血管瘤、角膜触觉减退、缺血性视神经病变、视神经萎缩、眼外肌麻痹等。因此，糖尿病患者需要重视，即使血糖控制情况良好，也要定期于眼科就诊。

40. 糖尿病性视网膜病变的危害是什么

糖尿病性视网膜病变是导致工作年龄人群视力丧失的主要原因之一，约 75% 的糖尿病患者患病 10 年后会出现糖尿病性视网膜病变，约 67% 的糖尿病性视网膜病变患者的视网膜病变会进行性加重，约 20% 的患者会进展为增殖性糖尿病性视网膜病变或者糖尿病黄斑水肿[70]。糖尿病性视网膜病变为神经血管性疾病，以视网膜微血管病变、新生血管形成、神经元退行性变为临床特征，以血－视网膜内屏障破坏为主要病理特征[71]。在不经治疗的情况下，糖尿病性视网膜病变的进展过程为轻度非增殖性糖尿病性视网膜病变，到中度、重度非增殖性糖尿病性视网膜病变，最终进展到增殖性糖尿病性视网膜病变。在糖尿病性视网膜病变的任何阶段，因为视网膜微血管病变，均可能出现糖尿病性黄斑水肿。

糖尿病性视网膜病变的主要表现为视力下降、视物变形、视野遮挡，严重的时候会导致不可逆的视力丧失。随病情逐渐加重，患者可能会发展成新生血管性青光眼。此时，患者可能出现眼红、眼痛，并可伴有头痛、恶心、呕吐等症状。除了身体的危害，糖尿病性视网膜病变会对患者造成经济负担与心理负担，患者可能需要经历多次手术和激光治疗，这些均会对患者正常生活产生影响。

由于糖尿病性视网膜病变发病机制尚未完全明确，目前针对糖尿病性视网膜病变的治疗仅为对症治疗，如抗血管内皮生长因子治疗、视网膜激光光凝治疗、玻璃体切割术等。因此，控制血糖、血脂、血压，并且于内分泌科及眼科定期复查，是减少糖尿病并发症的关键。

41. 怎样防治糖尿病性视网膜病变（三级预防）

一级预防是预防及延迟糖尿病性视网膜病变的发生。需要通过对糖尿病患者进行生活干预，控制血糖、血脂、血压等高危因素，以预防及延迟糖尿病性视网膜病变的发生。多个大型临床研究的结果显示，严格控制血糖、血压、血脂可以显著降低糖尿病微血管病变与糖尿病大血管病变的发生风险[72-74]。

二级预防是减缓糖尿病性视网膜病变进展。通过眼科对糖尿病患者进行早期筛查、早发现，从而进行疾病管理。如前文所述，在糖尿病性视网膜病变早期（非增殖性糖尿病性视网膜病变），患者通常没有自觉症状，只能通过眼科医生检查来发现糖尿病性视网膜病变，此时可以通过药物或者激光治疗控制糖尿病性视网膜病变进展。并且，眼科医生可以根据眼科检查结果，判断出近期患者血糖控制情况，向内分泌科医生提供疾病进展的依据，有助于内分泌科医生调整血糖控制方案。因此，早筛查、早发现是预防糖尿病性视网膜病变发展的关键，通过监测糖尿病性视网膜病变进展，及时干预以保留视力，提高生活质量。

三级预防是进行早期治疗。通过早期临床干预，减少糖尿病性视网膜病变患者视功能损伤。若患者早期未经过眼底检查，出现症状如视物模糊、视物变形、视野遮挡，甚至视力丧失时才来就诊，此时糖尿病性视网膜病变已较为严重，需要及时治疗。例如，采用激光光凝治疗、抗血管内皮生长因子眼内注射、玻璃体切割术等临床治疗方法。眼科医生会根据患者的病情选择合适的治疗方法，并且如果患者病情反复可能需要多次治疗。虽然此时病情严重，治疗较为复杂，患者仍需要及时治疗，以挽救或保留部分视力，提高生活质量。

42. 糖尿病性视网膜病变为什么要激光治疗

视网膜激光主要用于治疗重度非增殖性糖尿病性视网膜病变的患者，可以防止视力的进一步恶化，但不会恢复已受损的视力[75]。部分患者经激光治疗后甚至会出现暗适应和视力下降、周边视野丢失、色觉障碍或黄斑水肿等严重并发症。

激光光凝治疗糖尿病性视网膜病变的机制是通过激光破坏缺血区视网膜，减少视网膜需氧量，以防止新生血管形成，也可以使已形成的新生血管退化，阻止病变继续发展。简单而言，因为视网膜上视觉最敏锐的部位为黄斑，为了保护黄斑的功能，需要通过破坏周边缺血的视网膜，减少视网膜需氧量，保证黄斑区的供氧。所以，激光光凝治疗糖尿病性视网膜病变即为“舍车保帅”之举。

根据病情，医生还会建议糖尿病性视网膜病变患者进行视网膜激光联合抗血管内皮生长因子治疗。血管内皮生长因子(VEGF)是糖尿病性视网膜病变发病机制中重要的内源性介导因子之一。抗VEGF治疗可通过注射药物抑制新生血管形成、降低血管通透性，并促进黄斑区渗液的吸收。因此，通过抗VEGF治疗联合激光光凝的方法可以达到减轻或消除黄斑水肿、提高视功能、延长糖尿病性黄斑水肿复发时间的目的[76]。

43. 什么是高度近视

当眼调节静止时，外界的平行光线（5米以外）经眼的屈光系统后在视网膜黄斑中心凹聚焦，这种屈光状态称为正视。近视是指在调节放松状态下，平行光线经眼球屈光系统后聚焦在视网膜前。根据近视度数，我们将近视分为轻度近视（低于300度）、中度近视（300～600度）和高度近视（高于600度）[77]。高度近视亚洲人群患病率为4.1%～19.5%[78-81]。高度近视患者虽然可以通过佩戴眼镜、行屈光手术来矫正视力，但是高度近视会伴有多个眼部结构和功能改变，其中以视网膜与脉络膜病变后果最为严重。高度近视患者随着年龄增长，可能会进展为病理性近视[82]。

病理性近视是高度近视的极端类型，当眼轴超过26mm时，病理性近视的发病率明显提高。眼轴是指从角膜正中到视神经与视网膜黄斑中心凹之间的一条假设线的长度，也就是眼球前后径的长度，是评估眼球大小的标准之一。高度近视的患者随着眼轴增长，会出现病理性的巩膜、脉络膜及视网膜色素上皮层改变，如后巩膜葡萄肿、脉络膜视网膜萎缩、漆裂纹、脉络膜新生血管[82]。后巩膜葡萄肿是眼球后极部局部向后膨隆，是在眼轴增长的过程中，后部巩膜薄弱引起的[83]。漆裂纹是指在视网膜黄斑区或后极部见到的黄白色或白色条纹，是由眼轴增长后Bruch膜受机械牵拉破裂所致[82]。近视性脉络膜新生血管会从脉络膜经漆裂纹长入视网膜[82]。约10%的高度近视患者会出现近视性脉络膜新生血管[84]，89%的患者会出现明显的视力下降[85]。因此，高度近视患者需要定期于眼科就诊进行眼底检查，早期发现病理性近视征象，监测眼底病变并及时治疗。

44. 高度近视的危害是什么

近视的发展过程伴随着眼轴增长，会出现多个眼部结构和功能改变，如白内障、玻璃体液化、斜视与弱视，其中以视网膜与脉络膜病变对视力的影响最为严重[86]。

高度近视患者的眼轴增长，位于眼球内表面的视网膜被牵拉变薄，出现脉络膜、视网膜萎缩。视网膜变薄便会增加视网膜裂孔的风险，裂孔可以出现在视网膜周边或者黄斑区。因高度近视患者玻璃体液化明显，液化的玻璃体会通过视网膜裂孔进入视网膜下，造成视网膜脱离。在视网膜脱离发生前，患者可能会出现闪光感。这种感觉是在黑暗的环境中，眼球转动时眼前出现闪电般的亮光。视网膜脱离发生时，患者的表现可以是眼前黑影飘动、固定黑影遮挡、视力下降、视野缺损，需要尽早进行手术治疗，目的是将脱离的视网膜复位。

高度近视患者还可能出现近视性脉络膜新生血管，发病率为 7% ~ 10%[87]。近视性脉络膜新生血管的自然病程分为 3 个阶段，即活动期、瘢痕期和萎缩期。活动期患者的自觉症状为突发性中心视力下降、黑影遮挡、视物变形。经过抗血管内皮生长因子治疗后，新生血管会萎缩，此时患者感觉视力较前稍有好转，视物变形较前减轻，但是视野中心可能仍有黑影遮挡。无论是否经过治疗，近视性脉络膜新生血管最终都会进入萎缩期，视力将继续下降。

高度近视患者较非高度近视患者更早发生白内障，发病年龄在 40 ~ 50 岁居多，且以核性白内障为常见 [88]。白内障即晶状体混浊，这种状态下患者通过佩戴眼镜也无法提高视力。高度近视合并白内障应尽早手术，一方面可以提高视力，通过摘除混浊的晶状体，植入合适度数的人工晶状体，患者术后不再需要佩戴厚重的眼镜，对于超高度近视患者仅需要佩戴低度数眼镜即可满足生活需求，并且更加美观；另一方面，白内障发生早期，其核硬度低，手术难度小，手术所使用的超声乳化能量小、时间短，可有效避免因核硬度过高带来的各种并发症及手术风险。

高度近视患者还可以出现弱视与斜视。当近视超过 1000 度时，因两眼物象模糊引起形觉剥夺，有形成双眼弱视的危险。调节是指人眼睛通过屈光系统的屈光力改变，使得不同距离的物体能在视网膜上清晰聚焦的能力。集合是指人视近物时双眼内聚，俗称“对眼”。近视患者的调节集合反射减弱，集合不足，眼位逐渐外展，进而出现间歇性外斜视。

由此可见，高度近视可以发生多种并发症，更加说明高度近视患者定期进行眼科检查的重要性。

45. 高度近视遗传吗

高度近视的发病与遗传、环境因素相关，但发病机制尚未完全明确[89]。至今多个国家和地区已报道了与近视相关的上百个候选基因。近视的分布呈现家族聚集性，与正视眼的家庭相比，近视的父母可增加子女罹患近视的风险，高达 4 ~ 6 倍[89]，并且眼轴长度及近视度数在近视的发展过程中变化更剧烈，近视进展速度更快[90-93]。也有研究表明，高度近视除与父母近视史有关外，还和年龄增长、受教育程度密切相关[94]。

与遗传相对的另一种情况是变异，即父母均无近视，子女出现近视。有研究认为，父母双方在完全没有携带高度近视基因的前提下，如果父亲的生育年龄超过 35 岁，那么子女发生高度近视的概率会增加，最高可达 50%[95]。

有的高度近视家长会咨询，能否通过试管婴儿的方式生出不近视的小孩，这个问题在现有的医疗和科学发展水平下还无法解决。虽然现在已经发现了众多高度近视相关基因，但是这些基因的致病机理尚不明确。有的基因在全身多组织中广泛分布。如果通过试管婴儿的方法改变一个基因，可能会影响孩子其他器官的功能。因此，高度近视家长只能通过定期对子女进行眼科检查，监测子女屈光状态及眼轴变化，并通过行为干预来预防子女高度近视的发生。若子女出现近视的表现，一定要及时于医院接受正规治疗，减缓近视进展。

46. 如何预防高度近视

近视的预防应做到早发现、早干预、早治疗[96]。对于儿童而言，近视一旦发生，近视进展将伴随儿童成长过程，如果在 10 岁之前发生近视，那么患儿将来发展成高度近视的风险急剧升高[97]。

早发现指眼部参数建档，定期、规范复查，及时发现屈光异常。无论是否发生近视，儿童及青少年都应定期进行眼科检查，建立眼部参数档案。眼部参数档案应该包括视力、屈光度、眼轴长度。随后进行定期复查，通过比对初次检查数据，在后期检查中若发现屈光度数或眼轴增长过快，家长需要尽快陪同子女进行进一步检查，并接受正规的治疗。

早干预包括行为干预、饮食干预。行为干预是指养成良好的用眼习惯，减少看近时间，保证充足的户外活动。长时间保持近距离学习、工作的用眼姿势是诱发近视的危险因素。应适当减少近距离用眼时间，看近 20 分钟后远眺 20 秒以上[98]。同时，正确的读写姿势与合理的采光也是减轻视疲劳、预防近视的重点。饮食干预指摄入均衡的膳食营养。通过饮食摄入充足的蛋白质、钙质、维生素、纤维素，减少糖分摄入，也是预防近视的重要因素[98]。

早治疗分为药物治疗、光学矫正。药物治疗如 0.01% 阿托品滴眼液可延缓学龄期儿童近视进展[99]，光学矫正包括框架眼镜、角膜塑形镜、硬性角膜接触镜[100]等。儿童及青少年一旦确诊近视，就应立即干预。长久以来，人们认为佩戴眼镜会加深近视度数，这种想法是错误的。孩子处于生长发育阶段，眼球会随着身体长大，近视进展是自然规律。而通过佩戴眼镜能提高孩子的矫正视力，促进视觉发育。因此，孩子近视了应该接受正规治疗，切莫听信传闻延误孩子治疗时机。

第五章　老年视力残疾的预防

47. 白内障是怎么回事

48. 引起白内障的原因有哪些

49. 白内障的分类与临床表现是什么

50. 老年性白内障发展到什么程度应该做手术

51. 白内障是怎样治疗的

52. 严重的白内障患者不做手术有什么危险吗

53. 白内障手术前患者要做什么准备

54. 什么是人工晶状体？如何选择人工晶状体

55. 什么是白内障的超声乳化人工晶状体植入术

56. 什么是老年性黄斑变性

57. 老年性黄斑变性的眼底有何表现

58. 老年性黄斑变性对患者的视力有何影响

59. 老年性黄斑变性患者要做哪些眼部检查

60. 老年性黄斑变性怎样治疗？如何预防

47. 白内障是怎么回事

白内障是全球第一位的致盲性眼病，全球有将近一半的患者是因为白内障失明。大多数白内障的发生发展与衰老有关，可累及单眼或双眼，也就是我们常说的“老年性白内障”。尤其四十岁以上的患者，随着年龄的增长，白内障的发病率会逐年上升[101]。要想了解白内障，首先要从晶状体这个重要结构说起。晶状体位于眼球内部，处于眼内液体环境中，是一个呈双凸面镜样的透明组织，有一定的屈光指数。光线从瞳孔进入眼内，会经过晶状体的折射到达视网膜从而产生视觉。也就是说，晶状体的透明特性，是让我们得到良好的视觉体验的关键。

白内障是晶状体退化而导致其透明性下降，进而影响视力的疾病。衰老、手术、外伤、物理化学损伤、药物、炎症以及某些全身性代谢性或免疫性疾病等一切能够影响眼内环境的因素，当其改变或破坏了晶状体的正常结构、发生代谢功能紊乱从而使晶状体混浊时，便会导致白内障的形成。此外，也有部分人群是因为晶状体或整个眼球的发育异常或本身患有某些先天性疾病，导致晶状体的发育异常而患白内障[25]。

增加白内障发生风险的因素有很多，包括遗传、严重腹泻、营养不良、糖尿病、过量饮酒及吸烟、缩瞳剂或皮质类固醇等药物长期应用、紫外线照射、青光眼等。

48. 引起白内障的原因有哪些

引起白内障的原因较为复杂，通常被认为和遗传、营养、代谢及环境等多种因素密切相关，是晶状体长期受到机体内外各种因素刺激的结果。其确切病因尚未完全清楚，流行病学研究[25]表明，年龄、机体外伤、紫外线照射、糖尿病、高血压、心血管疾病、内眼手术、过量饮酒及吸烟等均与白内障的形成有关。

目前研究[25]认为，与白内障发展有关的危险因素，包括糖尿病、高血压、低剂量和高剂量电离辐射损伤、近视、肥胖、皮质类固醇的使用、创伤、紫外线照射、玻璃体视网膜手术以及吸烟等，其中不可改变的危险因素包括年龄、女性以及家族史。

上述危险因素造成白内障发生的机制可能与氧化损伤息息相关，一般认为自由基损伤是各种致白内障因素作用的共同途径，晶状体上皮细胞过度凋亡及晶状体蛋白异常也是白内障发生机制中的重要因素。高血压患者血压持续升高会造成视网膜血管痉挛、管径狭窄甚至闭塞，影响眼内的血液循环，动脉硬化也可能对晶状体产生代谢性损害，造成营养障碍进而形成代谢性白内障。糖尿病患者持续血糖浓度升高，晶状体内糖及其他代谢产物堆积，使晶状体渗透压发生变化，导致晶状体肿胀混浊，诱发晶状体氧化应激，形成白内障。

吸烟通过损害抗氧化剂防护物质造成晶状体氧化损伤，使晶状体蛋白变性。

49. 白内障的分类与临床表现是什么

一、白内障有多种分类方法

1. 按病因分为：①先天性白内障；②年龄相关性（老年性）白内障；③并发性白内障；④代谢性白内障；⑤药物中毒性白内障；⑥外伤性白内障；⑦后发性白内障等。

2. 按发病年龄分为：①先天性白内障；②后天获得性白内障。

3. 按晶状体混浊部位分为：①皮质性白内障；②核性白内障；③囊膜下性白内障；④混合型白内障。

4. 按晶状体混浊形态可分为：①点状白内障；②花冠状白内障；③绕核性白内障等。

其中老年性白内障临床上最常见的三种分型为：核性白内障、皮质性白内障、后囊下性白内障。

二、白内障可发生如下症状

1. 视力下降。这是白内障最主要的症状。主要表现为无痛性渐进性的视力下降。佩戴眼镜后视力仍得不到有效矫正。

视力下降的程度主要与晶状体混浊发生的部位和程度有关，如晶状体周边发生轻度的混浊可能不会大幅度影响视力，而如果晶状体混浊发生于中心部，即使范围较小、程度较轻，依然可能造成严重的视力损害。

2. 对比敏感度下降。白内障患者可能感觉看物体边界不清晰，色彩不够鲜明，分辨明暗的敏感度会较正常人下降，在高空间频率上的对比敏感度下降尤为明显。

3. 屈光改变。核性白内障由于晶状体核屈光力的增加可产生核性近视，一些老花眼患者会自觉症状减轻，以为老花眼“治好了”，实则不是，若晶状体内部各方位混浊程度不等，也会产生晶状体性散光。

4. 单眼复视或多视。一般单眼不会引起多视，当晶状体内混浊或水隙形成得不规则，或出现不同方位的膨胀或断裂，使晶状体各部分屈光状态不均一，类似棱镜效应，则会发生单眼的复视或多视。

5. 眩光。这是进入眼内的光线由于均匀混浊的晶状体发生散射所致。一般皮质性白内障患者较为常见。

6. 色觉改变。晶状体混浊后对光谱中位于蓝光端的光线吸收增强，使患者对光的色觉敏感度下降。晶状体的发展过程中，核颜色也会发生改变，一般由白色向黄色、褐色、黑色逐渐变化，可使患眼随之产生相同的色觉改变，出现看东西发白、发黄的视觉效果。

7. 视野缺损。晶状体如混浊较为严重且混浊部位遮挡视野，则可能会出现视野缺损。

三、白内障患者的体征

目前临床眼科医生多用裂隙灯显微镜观察晶状体的混浊情况，进行诊断及分类。一些患者未及时诊治，待白内障发展到后期，在肉眼下也能观察到瞳孔区变白。不同类型的白内障具有其特征性的混浊表现，如儿童多发生绕核性白内障。

50. 老年性白内障发展到什么程度应该做手术

随着近年来人口老龄化加剧及白内障手术技术的快速发展，患者对视觉质量的需求不断提高，白内障的手术观念正逐渐从传统的复明手术向趋于个性化的屈光性白内障手术演变。既往临床上白内障的手术指征多参考视力，认为裸眼视力低于 0.3，即白内障成熟期时为手术最佳时期。现在由于设备的不断改进、人工晶状体材料的更新，白内障手术指征逐渐放宽，目前认为当视功能不再能满足患者的需求，且白内障手术有改善患者术后视力的可能时即可手术。

2016 年美国眼科临床指南提出了以下 5 个白内障手术指征[102]：

1. 白内障引起视功能下降，不再满足患者需求，手术有提高视力的可能；

2. 有显著的屈光参差合并白内障；

3. 白内障的遮挡影响眼后段疾病的诊断和治疗；

4. 存在晶状体源性炎症或继发性青光眼（晶状体溶解性、晶状体过敏性）；

5. 晶状体膨胀导致房角关闭或增加了房角关闭的风险。

而患者的手术时机，需要患者与医生经病情评估后商讨决定。

51. 白内障是怎样治疗的

一、非手术治疗

1. 佩戴眼镜或隐形眼镜：可以干预白内障初期的屈光改变。

2. 药物治疗：科学家在对白内障病因和发生机制不断探索研究的过程中，针对不同的发病机制选取了不同的药物来治疗，如辅助营养类药物，包括维生素 C、β-胡萝卜素、叶黄素、锌剂，抗氧化损伤药物谷胱甘肽滴眼液等。尽管目前有十余种抗白内障的药物，但其疗效均不十分确切。据

2017 年 Cochrane 系统评价的研究结论[103]，目前尚无足够的证据支持药物治疗可以消除或延缓白内障的进展。

二、手术治疗

至今尚没有研究明确提示药物改变或逆转晶状体混浊的有效性，因此，手术治疗仍然是各类白内障最主流，也是最佳的治疗手段。世界上多数国家主要的白内障手术方法是小切口无须缝合的晶状体超声乳化术 (ultrasonic phaco-emulsification) 联合可折叠人工晶状体植入术。其主要原理是借助超声乳化头所释放的超声波能量，将已经混浊的晶体击碎再吸除，并将人工晶体植入眼内，以恢复患者视力。在随机临床试验中[104]，与需要缝合切口的白内障囊外摘除术 (ECCE) 或手法小切口白内障摘除术 (MSICS) 相比，超声乳化白内障吸除术后可得到更好的非矫正距离视力 (UDVA)，同时还能减少手术并发症的发生（如虹膜脱垂和后囊破裂）。超声乳化白内障吸除术能在一定程度上减少角膜内皮损伤，限制术后角膜散光的改变，并可以将人工晶状体同期植入，是目前国内外广泛应用的手术方法之一。此外，随着现代医学的蓬勃发展，近年来白内障手术已由传统的超声乳化手术向飞秒激光辅助的超声乳化吸除手术发展，其具有更好的可重复性及手术的精准性，明显减少眼部损伤。

52. 严重的白内障患者不做手术有什么危险吗

各种类型的白内障进展到一定程度后，晶状体会大部分混浊，导致视力严重下降，甚至出现失明的风险。先天性白内障是一种儿童时期常见的眼病，如得不到及时的治疗可能会导致弱视与斜视。有研究[105]表明，先天性白内障是形觉剥夺性弱视的主要发病原因之一。若在年龄相关性白内障的发展过程中不及时治疗，则白内障的中期和晚期会出现很多严重的并发症，如继发性青光眼、晶状体源性葡萄膜炎等其他眼病，不仅会导致失明，而且可能引起眼内严重的炎症致使眼球萎缩，最后不得已行眼球摘除。此外，白内障晚期手术时发生囊袋破裂和晶状体悬韧带断裂的概率也会相应增加，进而影响手术效果。

白内障引起患者立体视觉及对比敏感度的降低，是跌倒和髋部骨折的重要风险因素。在一项随机对照试验中，与暂未接受手术的白内障患者相比，做第一只眼白内障手术能在术后 1 年内将跌倒和骨折的发生率降低 34%。另有研究表明[106]，白内障手术后患者的死亡率有所下降，在确诊后 4 个月以上再进行白内障手术可能会增加跌倒和机动车事故等视力相关的不良后果。因此提醒各位患者，要及时接受手术治疗。

53. 白内障手术前患者要做什么准备

如果患者存在缓慢的视力下降，并怀疑自己有白内障时，应及时到相关医院就诊，请专业眼科医生诊断评估病情。一般白内障手术之前，患者常需做以下检查：

1. 眼科检查。①视力、光感，必要时光定位、红绿色觉检查；②裂隙灯检查眼前节角膜、虹膜、前房以及晶状体混浊程度，后节检查玻璃体、视网膜及视神经，排除眼部活动性炎症及眼底病变。特殊检查有：①眼压；②泪道冲洗；③角膜曲率及眼轴长度测量，计算人工晶状体度数；④角膜内皮细胞、眼部超声，必要时眼部光学相关断层扫描、角膜地形图等检查。

2. 全身检查。①心、肺、肝、肾等脏器功能检查，确保可耐受手术，必要时内科会诊；②高血压、糖尿病患者注意控制血压、血糖至目标范围内；③凝血功能检查；④乙肝、梅毒等传染性疾病检查。

3. 术后视力预测检查。对视网膜和黄斑的功能进行评估，大致包括：①光定位检查；②视觉电生理检查，包括视网膜电图检查和视觉诱发电位检查。

此外，患者要放松身心，无须过度焦虑，迎接手术的到来。

54. 什么是人工晶状体？如何选择人工晶状体

首先，我们来了解一下晶状体，其承担了眼睛的部分屈光作用，当因白内障手术或其他情况摘除晶状体后，导致平行光线聚焦于视网膜的后方，此时在视网膜上无法清晰成像，极大地影响了视力，因此无晶状体眼屈光矫正目的在于补偿眼睛屈光系统中缺少的晶状体部分。人工晶状体为人工合成材料制成的眼内透镜，其优越性在于可在解剖及光学上类似原来的晶状体，安全稳定，可终身使用，术后可恢复理想的视力，视觉质量高，因此对于白内障摘除术后的无晶状体眼，人工晶状体植入术是最常用的矫正方法[107]。

那么如何选择人工晶状体呢？主要在于晶状体的类型及度数。随着白内障手术的进步，现代白内障手术不再仅以复明为目的，而是更加关注术后良好的视觉效果，进入屈光手术时代。人工晶状体不断发展，按照材料特质、形状设计、眼内植入固定的位置及方式以及光学区部分的功能可对其类型进行分类。各类新型人工晶状体功能包括滤蓝光人工晶状体、非球面人工晶状体、多焦点人工晶状体、散光矫正型人工晶状体等，其在潜在保护黄斑功能、减少术后球差、改善不同距离视物功能及矫正散光等方面注重术后长久的视觉质量，更具人性化[107]。人工晶状体度数非常精确，在综合计算患者眼睛的各项参数后可做选择，如眼轴长度、角膜曲率以及前房深度、晶状体厚度、角膜直径等，因此白内障手术前的眼部检查必不可少[108]。眼科医师会根据患者的自身情况，结合患眼的眼部条件及手术方式等，帮助患者进行人工晶状体的个性化选择。

55. 什么是白内障的超声乳化人工晶状体植入术

白内障超声乳化人工晶状体植入术实则为白内障超声乳化吸除术以及人工晶状体植入术两个部分，前者在于去除混浊的晶状体，治疗白内障，而后者在于代偿晶状体去除后眼内部分屈光面的缺失。

首先白内障超声乳化吸除术是一种改良的白内障囊外摘除术，在去除混浊晶状体的过程中，需要在眼球壁上做切口从而将晶状体取出。传统的囊外摘除术是将晶状体核整个或切分成较大的部分取出，常需要超过 10 毫米的切口才能完成这个步骤，而超声乳化吸除技术则应用超声能量作用于晶状体核，从而将其乳化并吸出，可简单理解为在眼内粉碎了晶状体核，因此其仅需 3 毫米或更小的切口即可完成混浊晶状体摘除这一步骤[109]。更小的切口不光意味着术后切口裂开和眼内组织脱出等一系列切口相关并发症发生率降低，而且减少了取出晶状体核时可能损伤虹膜及瞳孔缩小等不利情况[110]。

人工晶状体植入术是现代白内障术后矫正无晶状体眼屈光状态的最优选择。人工晶状体主要包括光学部和支撑袢两个部分，折叠式人工晶状体可由推进器通过小切口植入眼内，支撑袢则通过“记忆回弹”恢复形状，稳定于晶状体囊袋内，达到类似人眼晶状体的效果。

56. 什么是老年性黄斑变性

老年性黄斑变性，是一种与年龄相关的慢性眼病，也称为“年龄相关性黄斑变性”。为了解这种眼病，首先应了解黄斑结构，黄斑是视网膜非常重要的区域，因其富含叶黄素，在解剖结构中呈现黄色，故名黄斑。黄斑是视觉图像落在视网膜上的中心区域，是视力最敏锐而精确的部位。黄斑区的功能直接决定了中心视力的好坏。

老年性黄斑变性，是一种与年龄增长密切相关的进展性变性疾病，表现为黄斑区的损伤。老年性黄斑变性与年龄增长有关，目前有学者认为也与种族及家族史等因素有关，多发生于 50 岁以上的老年人，既往认为女性患老年性黄斑变性的风险更高，最近研究认为老年性黄斑变性的患病率并无性别差异[111]。其多为双眼先后发病或同时发病，患者常一眼先发病但被忽视，后双眼均出现症状才前来就诊。

老年性黄斑变性的视力损害为进行性的，其主要表现为视力下降及视物变形。需要重视的是，老年性黄斑变性是发达国家老年人致盲最主要的原因，随着人口老龄化趋势加剧，近年来我国老年性黄斑变性的发病率也逐年升高[112]。

57. 老年性黄斑变性的眼底有何表现

老年性黄斑变性分为干性（又称萎缩型、非渗出型黄斑变性）和湿性（又称渗出型黄斑变性）两型，二者的发病机制与治疗方法均存在差异，眼底表现也不尽相同。

关于干性老年性黄斑变性，其特点为视网膜色素上皮萎缩以及感光细胞变性，进而引起中心视力减退。玻璃膜疣是其最具特征性的眼底改变。玻璃膜疣为视网膜后极部出现的黄白色的点状或结节状沉着物，根据形态可分为硬性玻璃膜疣（表现为点状，边界清楚）及软性玻璃膜疣（表现为团块或斑片状、边界不清且有融合趋势的特点）[113]。硬性及软性玻璃膜疣均可因钙质沉着而发生钙化，表现为较硬的白色发亮沉着物，称为钙化性玻璃膜疣。干性老年性黄斑变性的眼底表现还包括色素增生及色素脱失等色素异常，晚期可见后极部边界较清晰的地图状萎缩灶持续进展，甚至在萎缩区内还可见到一些粗大的脉络膜血管。

而对于湿性老年性黄斑变性，视网膜下脉络膜新生血管的形成是最具特征性的表现。由于新生血管不同于正常血管，其结构不完善，因此常引起出血及瘢痕等异常改变，进而导致中心视力减退[114]。湿性老年性黄斑变性依据病程进展可分为三期，早期眼底表现可见大小不等、边界模糊的黄白色渗出性玻璃膜疣，这些玻璃膜疣相互融合，是湿性老年性黄斑变性发生的先兆。渗出期表现为病程进一步发展，脉络膜新生血管开始出现渗液及出血，眼底表现为灰黄色或灰白色的隆起病灶、暗红色的斑片状视网膜下出血，浅层出血为鲜红色，若出血位于视网膜色素上皮下或脉络膜层可表现为黑色。出血量大者，可形成巨大黑色隆起，为脉络膜血肿，也可突破视网膜内界膜进入玻璃体腔，形成玻璃体积血。晚期为瘢痕期，漫长的出血和重吸收过程后，在黄斑区视网膜下有灰白色机化膜瘢痕组织形成，可见色素沉着。

在国际相关指南中，主要依据玻璃膜疣的直径大小、数量、是否有黄斑区脉络膜新生血管等对老年性黄斑变性进行分期，不同分期的预后及治疗策略不同[113]。

58. 老年性黄斑变性对患者的视力有何影响

干性老年性黄斑变性与湿性老年性黄斑变性的临床表

现不同。干性老年性黄斑变性患者在病变早期，虽然眼底已出现玻璃膜疣及色素异常等改变，但常无明显的视力障碍。随着病程进展，双眼对称发生中心视力下降，此过程进行缓慢，患者常不易察觉，或由于双眼改变程度相近，认为是眼睛“老化”，但戴镜及白内障手术均无法改善此过程造成的视力下降，可伴有视物变形等症状，视物变形表现为看东西时物体形态变形，如发生扭曲、变小等，看直线时更明显。用 Amsler 表检查是一种简单方便的主观自查方法，老年人也可在家自测，快速筛查有无黄斑疾病。患者到晚期，中心视力严重减退，视野检查有绝对性中心暗点。

湿性老年性黄斑变性的视力下降与干性老年性黄斑变性的视力下降不同，由于脉络膜新生血管不稳定，前者发病后视力减退较迅速，短期内即能察觉到视力的明显变化，可伴有视物变形、眼前黑影、暗适应改变、闪光感、色觉异常等症状[115]。有部分患者初期无明显症状，当出现视网膜下出血甚至发生牵拉性视网膜脱离等时，中心视力可急剧下降。

59. 老年性黄斑变性患者要做哪些眼部检查

当老年患者出现视力下降、视物变形等症状前来就诊时，应高度怀疑老年性黄斑变性。老年性黄斑变性常需进行的检查为初步的视力检查，扩大瞳孔的眼底检查，以及更精确的光学相干断层扫描和荧光血管造影等。其中视力检查的目的是了解视功能情况，眼底检查如上所述，可以观察是否有老年性黄斑变性相关眼底表现。

眼底血管造影检查是一类常用的眼底检查技术，包括荧光素钠血管造影以及吲哚菁绿血管造影，通过静脉注射荧光素观察眼底血管性和色素性的病理改变。眼底血管造影检查有更高的诊断能力，在老年性黄斑变性的诊断中有重要意义，其可早期诊断视网膜、脉络膜新生血管，动态观察血管状态。进行眼底血管造影检查对于眼科医师了解脉络膜新生血管的程度、类型、大小和位置及后续诊疗有很大指导意义[116]。

光学相干断层扫描成像是一种无创的、高效的、高分辨率的眼底检查技术。其得到的图像分辨率高，可显示视网膜、脉络膜各层组织结构及病变。光学相干断层扫描成像在老年黄斑变性眼底的玻璃膜疣、视网膜色素上皮改变的观察中有很大优势。近年来，光学相干断层扫描成像在老年性黄斑变性检查中的重要性在国际指南中多次被强调，认为其可提供疾病诊断所需的细节[117]。

除上述检查外，根据患者症状及病情变化，眼科医师有时还会进行视野检查、视网膜电图等了解相关情况[116]。

这些检查都可以帮助诊断并且协助对疾病进行分型，为后续治疗提供可靠依据。

60. 老年性黄斑变性怎样治疗？如何预防

对于确诊老年性黄斑变性的患者，分型不同，治疗的策略也不同。干性老年性黄斑变性，主要为萎缩性、退行性改变，尚无有针对性的有效治疗方法，眼科医师对这类患者的建议一般为定期随访、监测病情改变，可加用抗氧化剂，如国外指南认可抗氧化维生素和矿物质的联合补充治疗对于中晚期老年性黄斑变性有效[117]。近年来，随着医疗技术的发展，眼内基因治疗、干细胞治疗的出现有可能为日后老年性黄斑变性的治疗带来新希望[118]。

湿性老年性黄斑病变对视力影响严重，且不易控制，容易复发，脉络膜新生血管为老年性黄斑变性患者出现严重不可逆视力丧失的首要危险因素。因此湿性老年性黄斑变性的治疗原则聚焦于尽早控制处理脉络膜新生血管，避免其进一步损害视力。抗血管内皮生长因子药物的应用打破了湿性老年性黄斑变性传统方法无法治疗的局面。抗血管内皮生长因子药物为抗新生血管药物，其给药途径为玻璃体腔注药，根据病情需要定期治疗。视网膜激光光凝术在湿性老年性黄斑病变的治疗中也较为常见，此外，放射疗法、经瞳孔温热疗法及光动力疗法等也有一定疗效。视网膜激光光凝术的原理为激光封闭脉络膜新生血管，减少视网膜的缺血缺氧区，从而减少患者严重视力丧失的发生。放射治疗利用新生血管对低剂量放射敏感的特点，照射后新生血管逐渐闭塞，并且不影响视网膜色素上皮等周围组织。经瞳孔温热疗法为经瞳孔将激光热能输送至眼底，利用高温引起血管栓塞从而封闭脉络膜新生血管的一项新型疗法。光动力疗法的原理为利用光敏药物经静脉注射至体内，当用特定光源照射时，倾向在新生血管内沉积的光敏药物可被激活损伤并封闭新生血管[119]。这些疗法均有一定疗效，但因适应证限制、疗效不确切、并发症多等原因逐渐被高效且较安全的抗血管内皮生长因子药物治疗替代。此外，由于老年性黄斑变性持续进展，治疗后易复发，一般不采用手术治疗，除非出现玻璃体积血、牵拉性视网膜脱离等情况。

对于老年性黄斑变性的预防，目前认为，吸烟是本病的独立危险因素，因此戒烟是预防的重要一步[120]。此外，主张早期的老年性黄斑变性患者和有家族史的患者运用 Amsler 表等进行黄斑病变的自测，定期体检，进行相关眼科检查以早期发现，早期治疗，对预后有益。当出现视力改变等相关症状时，一定要尽早就诊。

第六章　视力残疾的康复

61. 眼病治疗无望怎么办

62. 什么是康复及视觉康复

63. 视觉康复包括哪些主要措施

64. 什么是助视器

65. 助视器能代替正常眼球的功能吗

66. 佩戴助视器会损害低视力患者的残余视力吗

61. 眼病治疗无望怎么办

随着医疗水平的不断进步和眼科学新兴治疗技术如雨后春笋般地蓬勃涌现，许多眼病患者得以重见光明。但是不容忽视的是仍存在尚未被攻克的眼病难题，与之相伴的是眼病治疗无望的患者人群。临床上我们经常会遇见一些眼病患者怀揣着治愈的希望来到诊室，却被医生遗憾告知眼病无法治愈抑或预后较差。这类人群往往面临着极低的生活质量和较大的思想压力，他们的未来又将何去何从呢？

为了解决这个问题，我们需要了解一些常见的可能导致低视力的眼病，主要包括糖尿病性视网膜病变、青光眼、年龄相关性黄斑变性和白内障等[121]。糖尿病性视网膜病变是成年人失明的主要原因，当糖尿病性视网膜病变发展至增殖期时，手术的疗效往往不理想。针对此类患者，我们提倡健康的生活方式，定时监测血糖、血压、血脂，早发现、早治疗，同时采用合适的助视器提高生活质量。青光眼是一组以特征性视神经萎缩和视野缺损为共同特征的疾病，早期一般症状不明显，因此大多数患者在被诊断时已经有严重的视力障碍。针对此类疾病，最重要的就是开展早期筛查。2019 年的一项临床研究[122]结果显示，在中国农村进行原发性开角型青光眼和原发性闭角型青光眼联合筛查具有较好的成效。其中，远程筛查对农村地区青光眼患者的早期诊治和管理具有重要意义。对于已经存在不可逆视力损伤的青光眼患者，我们应给予关怀和疏导，使患者保持情绪稳定，术后密切随诊，同时嘱患者改良生活习惯，利用辅助工具提高视力，如改善照明、使用电子助视器等。年龄相关性黄斑变性的早期症状不明显，患者视力下降缓慢，但在疾病晚期，患者的视力严重损坏，出现视物变形、中心视力急剧下降等症状。虽然现有措施都无法最终治愈该疾病，但我们可以通过选配合适的助视器，佩戴滤光镜或其他辅助器具，选择性地进行心理辅导和生活康复训练，保证患者能够独立生活的同时提升其生活质量[123]。目前白内障是全世界视力障碍常见的原因之一，以老年性白内障多见，发病迟缓，表现为无痛性且渐进性的视力下降。目前唯一有效的治疗方式是通过手术将已经混浊的晶状体置换成透明的人工晶状体，大多数患者术后恢复良好。

总而言之，尽管一些眼病患者经过积极治疗仍处于“盲”和“低视力状态”，但我们可以采取一些视觉康复训练来帮助患者阅读或提高日常生活质量，锻炼患者对残余视力的应用能力，即提高视力残疾患者视力，从而使患者的生存质量得到保障[123]，包括但不限于助视器的使用、心理疏导、盲文训练、声呐眼镜、障碍感应发生器等。我们呼吁全社会行动起来，为视力残疾患者适当提供优惠政策和技术文化培训，尽全力为他们带来心灵上的一片光明。

62. 什么是康复及视觉康复

在了解视觉康复的定义之前，我们需要了解何谓康复。“康复”一词最早来自英文，即“rehabilitation”，意为重新得到能力或适应正常生活[124]。在之后的社会发展中，rehabilitation开始用于宗教和法律，指教徒和囚徒得到赦免重新获得教籍和重返社会。直至20世纪初，英美等国家才将其用于残疾人，将残疾人的医疗福利事业综合称为rehabilitation，其含义是使残疾人重新恢复身心功能、职业能力和参与社会生活的能力。1969年世界卫生组织给予康复以下定义：康复是指综合地、协调地应用医学的社会教育的和职业的措施，对患者训练和再训练，使其能力再到尽可能高的水平[123]，康复是借用各种有用的措施，以减轻残疾的影响和使残疾人重返社会，重点在于“重返社会”[124]。1981年世界卫生组织将康复简化为：应用各种有用的措施以减轻残疾的影响和使残疾人重返社会[123,125]。值得注意的是，康复（rehabilitation）和恢复（recovery）的区别在于，康复是指伤病后健康水平下降，虽经积极处理，但已形成残疾，即达不到100%的恢复[126]。

因此，由康复一词所引出的视觉康复便也有了相应的定义，即采取各种措施以保留患者残存的视力，以减轻视力残疾所造成的影响，使患者能保持独立的、有成效的活动，提高生活满意度，最终重返社会。

20 世纪 50 年代，在欧美国家逐渐出现视觉康复治疗。而后视觉康复不断发展，20 世纪末它不仅提供放大设备帮助患者阅读，还评估患者对自身视觉功能和眼部状况的感知、评估患者的需求和制订初始康复目标、评估患者现有的视功能、提供低视力康复、提供环境照明等方面的视觉体验改善建议、进行随访和重新评估等[123,127]。视觉康复发展到现在，已经形成一套多学科综合服务工作模式，视力康复团队由眼科医师、验光师、职业治疗师、定向行走指导员、日常生活指导员等不同领域的专业人士组成，为患者提供全方位的康复服务。并且该模式还在不断完善中[123]。

63. 视觉康复包括哪些主要措施

视觉康复涉及很多方面，不仅包括视功能的评估，屈光矫正、残余视力的充分利用（辅助器具的验配、增强光线与对比度、扩大视野），功能性视力训练，定向行走训练等，还包括视障儿童的教育康复、成年人的社会适应性康复、生活康复、心理康复等。

屈光矫正一般是通过佩戴眼镜或者使用角膜塑形镜，达到缓解度数增加的效果，使视力下降减慢。对于低视力儿童和病理性近视、角膜混浊、圆锥角膜患者，屈光矫正尤为重要，可以说它是助视器验配的基础。我们建议助视器验配和屈光矫正相结合，如佩戴框架眼镜、角膜接触镜、双光镜等[128-129]。

充分利用残余视力的最主要的措施即使用助视器，我们应该根据患者不同的特点（最佳矫正视力和视觉需求），权衡各个助视器的优缺点并加以使用，有时需要配合使用不同类型的助视器。所谓残余视力是指视觉残疾者未达到全盲而残留的视感觉，即视觉功能尚未受到损伤的部分。助视器可以最大限度利用未损伤的视觉功能，改善或提高低视力患者视觉能力。

增加对比度使视力低下的人更容易识别物体并显著提高视觉质量。可通过滤光、调整颜色、控制反射光、控制照明来调整对比度[129]，具体来说包括太阳帽、眼镜滤光片等。视野康复建立在视力康复的基础上，中心视野缺损疾病患者视野内出现的中心暗点使其需要通过优选视网膜区的方式，形成新的或加强现有的优选视网膜区，以改进眼病患者的阅读方式[130]。中心视力尚能接受同时存在视野缩小的患者，可使用倒置望远镜、棱镜来扩大视野。中心视力极差、视野严重缩小的患者，只能使用具有视野扩大功能的智能视力辅助设备、盲杖、闭路电视辅助设备进行生活的改善[129]。

64. 什么是助视器

能提高视力残疾患者视力的任何装置或设备均称为助视器[131]。助视器的使用是充分利用残余视力的最主要的方法[132]。助视器包括光学助视器、非光学助视器和非视觉性助视器[131]。助视器的选择需要充分结合患者自身情况和每一种助视器的优缺点，即根据患者的最佳矫正视力和视觉需求（0.4 ~ 0.5 为佳），选择合适的放大倍率。还应该考虑合作程度、经济条件、使用环境等，可与其他助视器混合使用，使患者能够利用残余视力进行学习和生活[129]。

1. 光学助视器：利用凸透镜或光学系统的放大作用，使物体成像变大[133]。目前常用的助视器分为远用和近用两种。远用光学助视器通常适用于需要解放双手的中度视力障碍（0.1 ~ 0.3）的患者。单筒望远镜倍率高（2 ~ 10 倍），携带方便，适用于两眼矫正视力相差较大或短时间看清远处的小目标[129]。近用光学助视器有手持放大镜、眼镜式助视器、立式放大镜、双合透镜放大镜等（见图 6-1）。

2. 非光学助视器：通过改变周围环境来提高患者的视力，包括电子助视器（摄像机、电视接收器、光源、监视器等）、大号字的印刷品、改善照明、阅读用的支架等。其中，电子助视器以其高倍率、可调对比度和大屏幕而广受认可[134]。台式近用电子助视器常常在固定场所使用，近用手持式电子助视器携带使用更为方便。

3. 非视觉性助视器：利用视觉以外的功能，如听觉、触觉、嗅觉等功能来弥补视觉功能缺陷，从而提高视觉障碍者生存质量的辅助器具，如利用听觉功能兼有语音功能的书和标记卡、计算器、体重计、水位报警器，或利用触觉功能的盲杖、盲道等。

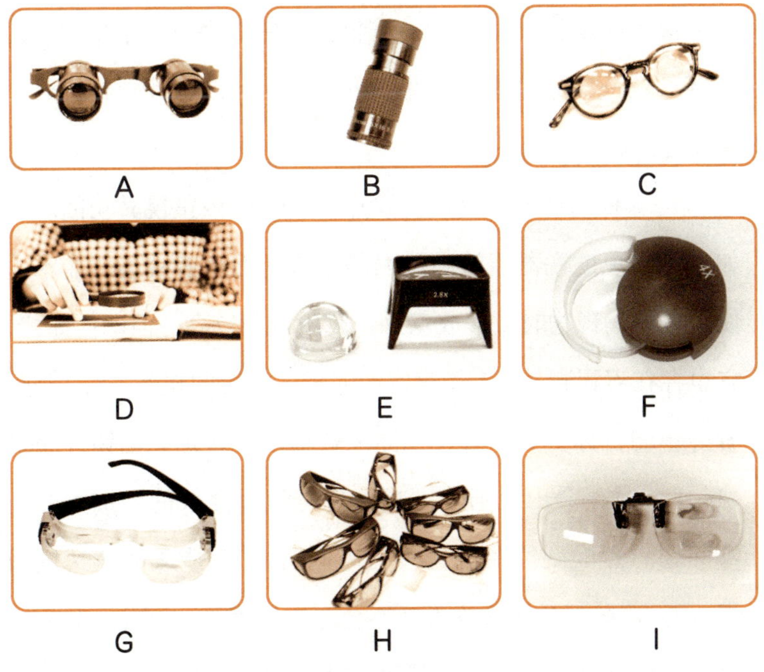

图 6-1 部分光学助视器示例[129]

A：双目望远镜；B：单目望远镜；C：眼镜式助视器；D：手持放大镜；E：不带光源台式放大镜；F：手持放大镜；G：中距离用眼镜助视器（Max TV）；H：滤过不同波长光线的护目镜；I：偏盲棱镜

65. 助视器能代替正常眼球的功能吗

目前，助视器尚不能达到代替正常眼球的功能并完全恢复受损的视力。虽然现代科学技术的飞速发展使助视器的种类和功能都得到极大发展，明显提高了视力残疾患者的生活质量，但我们应该明确的是，助视器不能代替正常眼球的功能。助视器只是一种工具，没有任何治疗作用，也不会使视力本身得到改善[135]。同时，在低视力的保健及其康复中，助视器只是一部分而不是全部，将助视器和训练计划相结合，才能达到康复的目的。

每一种助视器都有其优缺点，我们应该正视其功能。比如，望远镜助视器能够满足大部分低视力患者视远的需求，使用方便，视物时可解放双手，使用频率较高。但即便如此，它也存在着视野较小、光学成像的景深较短的缺陷[136]，因此，看静止的目标更为适合，不能佩戴移动或行走。当镜片超过+10.00D 时，会出现书写困难、视野随着度数的增加而缩小等问题。短的阅读距离也会阻碍照明[137]，造成阅读速度减慢[138]。这些都是正常视力者不会存在的困境。因此，我们可以说，助视器能够将视力提高到正常水平，但它远远不能代替眼球的全部功能[131]。

66. 佩戴助视器会损害低视力患者的残余视力吗

佩戴助视器不会损害低视力患者的残余视力，使用助视器提高视力类似戴眼镜矫正视力，对视力都会起到一定的保护作用而不会损害残余视力。我们在上一个问题中提到，助视器只是一种工具，并没有任何治疗作用，同时也不会损害患者的残余视力。

当然，正确佩戴助视器是达成以上结论的基础条件。低视力患者首先应该进行完整的眼科检查，在专业医生作出正确诊断的基础上，首要考虑如何治疗或验配普通眼镜，只有当验配眼镜后视力改善不大时，才考虑使用助视器提高患者生活质量，辅以生活方式的改善和康复训练的进行[131]。同时，如果患者出现眼部炎症、眼部出血等异常表现，且处于活动期，应及时治疗，此时不应佩戴助视器，并且应注意眼睛的休息[131]。最后，在使用助视器时应注意使用的体位、照明光线等是否适宜，避免过度用眼、合理使用适当的助视器是保护残存视力的有效方法。

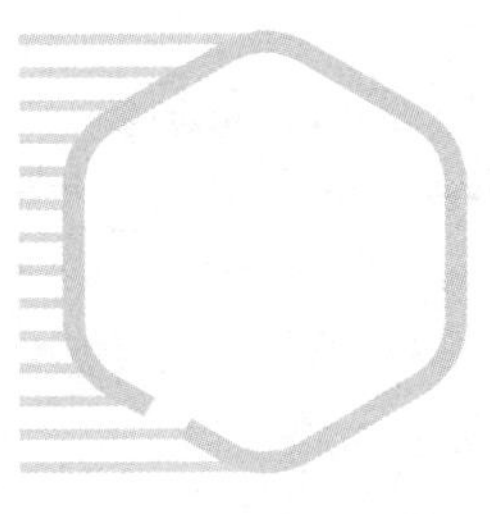

参考文献

[1] 王滨有 . 先天性疾病的人群筛选 [J]. 疾病控制杂志 ,2000,4(1):14-16.

[2] 刘宏伟 . 哪些眼病可遗传 [J]. 保健医苑 , 2015(5):22-24.

[3] 董兆文 . 优生筛查技术和方法 [J]. 中国计划生育学杂志 , 2002,10(10):633-635.

[4] 李杨 . 遗传性眼病致病基因突变分析中应重视临床表型的评估 [J]. 中华实验眼科杂志 ,2017,35(8):673-676.

[5] 刘琍 , 项道满 , 许燕 , 等 . 影响婴幼儿泪道探通手术疗效的综合因素分析 [J]. 实用医学杂志 ,2017,33(10):1717-1718.

[6] 张晓萍 , 王琛 , 赵桂秋 , 等 . 新生儿泪囊炎的临床治疗与研究 [J]. 国际眼科杂志 ,2015(3):562-564.

[7] 王亮 , 张自峰 , 陶梦璋 , 等 . 中国大陆地区 2008 至 2018 年早产儿视网膜病变发病变化趋势 [J]. 中华眼科杂志 ,2021,57(5):379-385.

[8] 陈爽爽 , 张琦 , 任佳宁 , 等 . 早产儿视网膜病变治疗后黄斑发育研究现状及进展 [J]. 中华眼底病杂志 ,2021,37(5):394-398.

[9] 刘德林 , 郑姣 , 门光国 , 等 . 母乳喂养对早产儿视网膜病变发病的影响研究 [J]. 中华眼底病杂志 ,2021,37(5):348-351.

[10] 费萍 , 赵培泉 . 早产儿视网膜病变国际分类（第 3 版）国际指南解读 [J]. 中华眼底病杂志 ,2021,37(12):915-919.

[11] 王飞 , 郝莉霞 . 早产儿视网膜病变发生率和危险因素临床研究 [J]. 中国实用眼科杂志 ,2019,37(1):14-17.

[12] 马俊苓，高琦，刘鸽，等．超早产儿早产儿视网膜病变的发病情况及危险因素分析 [J]. 中华眼底病杂志 ,2021,37(1):40-46.

[13] Bas AY, Koc E, Dilmen U, ROP Neonatal Study Group. Incidence and severity of retinopathy of prematurity in Turkey[J]. Br J Ophthalmol. 2015; 99(10):1311-1314.

[14] 中华医学会眼科学分会眼整形眼眶病学组．中国单侧眼内期视网膜母细胞瘤诊疗专家共识(2019 年)[J]. 中华眼科杂志 ,2019,55(4):250-254.

[15] 中华医学会病理学分会儿科病理学组，福棠儿童医学发展研究中心病理专业委员会．儿童视网膜母细胞瘤规范化病理诊断共识 [J]. 中华病理学杂志 ,2021,50(8):859-864.

[16] Dimaras H, Corson T W, Cobrinik D, et al. Retinoblastoma[J].Nat Rev Dis Primers. 2015; 1: 15021.

[17] 中华医学会眼科学分会眼底病学组，中华医学会儿科学分会眼科学组，中华医学会眼科学分会眼整形眼眶病学组．中国视网膜母细胞瘤诊断和治疗指南(2019 年)[J]. 中华眼科杂志 , 2019, 55(10): 726-738.

[18] 黄东生，张谊．儿童视网膜母细胞瘤 [J]. 中国实用儿科杂志 ,2018, v.33 (10): 26-31.

[19] Chantada G, Schaiquevich P.Management of retinoblastoma in children: current status[J].Paediatr Drugs. 2015; 17 (3): 185-198.

[20] Bremond-Gignac D, Daruich A, Robert M P, et al.Recent developments in the management of congenital cataract[J].Ann Transl Med. 2020; 8 (22): 1545.

[21] 杨爽，宋旭东．先天性白内障人工晶状体植入术后眼球发育和屈光的变化 [J]. 国际眼科纵览 ,2012,36 (5): 327-330.

[22] 田霞，段国平．先天性白内障手术治疗及视力康复研究进展 [J]. 中国眼耳鼻喉科杂志 ,2020,20(1):62-65.

[23] 张立平，蔺琪，施维，等．儿童先天性白内障术后视感知觉训练对双眼视功能康复疗效评估 [J]. 中国斜视与小儿眼科杂志 ,2021,29(1):5-7,17.

[24] 葛坚，王宁利．眼科学（第三版）[M]. 北京：人民卫生出版社 ,2015.

[25] 杨培增，范先群．眼科学（第 9 版）[M]. 北京：人民卫生出版社，2018:74-75.

[26] 国家卫生健康委医政司．近视防治指南 [EB/OL].(2018-06-05)[2022-08-02].http://www.nhc.gov.cn/yzygj/s7652/201806/41974899de984947b8faef92a15e9172.shtml.

[27] 姜珺．近视管理白皮书 (2019)[J]. 中华眼视光学与视觉科学杂志，2019,21(3):161- 165.

[28] Baird PN, Saw SM, Lanca C, et al. Myopia[J]. Nat Rev Dis Primers.2020; 6(1):99.

[29] Morgan IG, Ohno-Matsui K, Saw SM. Myopia[J]. Lancet. 2012; 379(9827): 1739-1748.

[30] 曾骏文 . 青少年近视综合防治 [J]. 中国眼镜科技杂志 ,2020(7):13.

[31] 郑荣领 , 翟黎东 , 徐广第 , 等 . 学生近视眼的综合防治 [J]. 中国学校卫生 ,2005 (12):1066-1067.

[32] Kulp MT, Ciner E, Maguire M, et al. Attention and Visual Motor Integration in Young Children with Uncorrected Hyperopia[J].Optom Vis Sci.2017; 94(10):965-970.

[33] 中华医学会眼科学分会眼视光学组 . 儿童屈光矫正专家共识 (2017) [J]. 中华眼视光学与视觉科学杂志 ,2017,19(12):705-710.

[34] 闫斌娴 , 周超 . 临床青少年近视患者散光的分析 [J]. 中国实用眼科杂志 ,2017,35(12):1144-1149.

[35] 王利华 . 重视儿童常见眼病诊疗中的过度医疗问题 [J]. 中华眼科杂志 ,2016,52(8):561-564.

[36] 王刚 . 中低度散光佩戴常规设计角膜塑形镜的视力和视觉质量的观察 [C]// 第十六届国际眼科学学术会议、第十六届国际视光学学术会议、第三届国际角膜塑形学术论坛学术论文集 ,2016:97.

[37] 周丹 , 周激波 . 屈光参差的研究进展 [J]. 中华眼视光学与视觉科学杂志 ,2016,18(8):504-507.

[38] Vincent SJ,Collins MJ,Read SA,et al.Myopic anisometropia: ocular characteristics and aetiological considerations[J].Clin Exp Optom. 2014; 97(4):291-307.

[39] Barrett BT,Bradley A,Candy TR.The relationship between

anisometropia and amblyopia[J].Prog Retin Eye Res.2013; 36:120-158.

[40] 熊佳伟，周行涛，莫晓芬．儿童屈光参差临床研究进展 [J]. 中国眼耳鼻喉科杂志，2017,17(4):288-291.

[41] 李丹，鲁静，陈光，等．低度近视性屈光参差儿童眼调节功能临床观察 [J]. 中国实用眼科杂志，2015,33(8):862-864.

[42] 付晶．斜视、弱视和屈光不正 [J]. 健康世界，2022(2):32-34.

[43] 晁小蕊，谢艳艳，李彬．儿童间歇性外斜视手术治疗的时机及疗效 [J]. 中国实用医刊，2021,48(7):1-3.

[44] 沈品呈，刘昱，徐丹．间歇性外斜视患者双眼视功能的研究进展 [J]. 中华眼视光学与视觉科学杂志，2019(5):395-400.

[45] 王惠，楚瑞雪，王飞，等．三棱镜联合双眼视感知觉训练治疗小儿间歇性外斜视的临床观察 [J]. 临床医学，2020,40(2):60-62.

[46] 贾智艳，徐进，严威．间歇性外斜视远方随机点立体视与同时视的检测分析 [J]. 中国斜视与小儿眼科杂志，2013,21(2):7-10.

[47] 陈培正，张敏，单凤莲，等．间歇性外斜视术后立体视功能重建的研究 [C]// 第三届全球华人眼科学术大会暨中华医学会第十一届全国眼科学术大会论文汇编，2006:543-544.

[48] 陈静，封利霞．知觉学习训练重建共同性外斜视术后立体视功能的作用 [J]. 中华眼视光学与视觉科学杂志，2018,20(5):269-273.

[49] 牛兰俊．内斜视远视矫正中应注意的问题 [J]. 中华眼科杂志，2012,48(9):769-771.

[50] 刘海华，甘晓玲，李巧娴，等. 低龄儿童不同类型斜视手术远期疗效 [J]. 中国实用眼科杂志，2011(2):144-147.

[51] 陈辛红，余新平，陈燕燕. 斜视弱视儿童生存质量的研究 [J]. 国际眼科纵览，2010(2):139-141.

[52] 符竹筠，刘虎 .2017 年美国眼科学会弱视临床指南解读 [J]. 中华实验眼科杂志，2019(7):566-568.

[53] 中华医学会眼科学分会斜视与小儿眼科学组. 弱视诊断专家共识 (2011 年)[J]. 中华眼科杂志，2011,47(8):768.

[54] 中华医学会眼科学分会斜视与小儿眼科学组，中国医师协会眼科医师分会斜视与小儿眼科学组. 中国儿童弱视防治专家共识 (2021 年)[J]. 中华眼科杂志，2021,57(5):336-340.

[55] 李曼红，张自峰，王雨生，等. 儿童眼球穿通伤的临床分析和防护 [J]. 国际眼科杂志，2017,17(8):1580-1583.

[56] 张文斌，徐海峰，贾丹丹，等. 儿童眼外伤 10909 例分析 [J]. 中国妇幼保健，2006,21(4):489-490.

[57] 罗瑞明. 院外急救对眼外伤患者近期预后的影响 [J]. 中国急救复苏与灾害医学杂志，2013, 8(9):854-855.

[58] 王宁利，欧阳洁，周文炳. 中国人闭角型青光眼房角关闭机制多样性的研究 [J]. 中华眼科杂志，2000,36(1):46-51.

[59] 余晓伟，赵珍妮，杨雪，等. 青光眼发病机制：从临床复杂表型剖析到基本科学问题探索 [J]. 眼科，2020,29(1):1-5.

[60] 熊飞 . 原发性急性闭角型青光眼急性发作期误诊分析 [J]. 医学临床研究 ,2007,24(9):1571-1572.

[61] 李红锋 , 欧阳君 , 屈晓勇 . Goldmann 眼压计与非接触眼压计测量青光眼患者眼压的对比分析 [J]. 国际眼科杂志 ,2015, 15(1):144-145.

[62] 傅培 . 青光眼视盘损害患者的眼底检查法 [J]. 中华眼科医学杂志（电子版）,2012,2(1):46-50.

[63] 李睿 , 李倩 , 崔红平 , 等 . 急性闭角型青光眼对侧眼易发作的解剖因素 [J]. 眼科新进展 ,2016,36(8):728-731.

[64] 董胜华 , 江晓春 , 吴彬 . 原发性急性闭角型青光眼临床前期的早期干预研究 [J]. 临床眼科杂志 ,2019,27(3):270-272.

[65] 李珍 , 李冬梅 , 于丰萁 , 等 . 白内障超声乳化术治疗原发性闭角型青光眼临床观察 [J]. 国际眼科杂志 ,2012,12(2):290-291.

[66] Quigley HA, Broman AT. The number of people with glaucoma worldwide in 2010 and 2020[J]. Br J Ophthalmol.2006;90(3):262-267.

[67] 沈丹妮 , 丁琳 . 原发性青光眼的危险因素 [J]. 国际眼科纵览 , 2019,43(3):194-199.

[68] 朱映芳 , 胡婕 , 杨友丽 , 等 . 原发性闭角型青光眼致病因素问卷分析 [J]. 国际眼科杂志 ,2018,18(2):349-352.

[69] 刘国颖 . 年轻可疑青光眼患者临床分析 [J]. 中国实用药 ,2020,15(34):54-56.

[70] Klein R, Klein B E, Moss S E,et al. The Wisconsin Epidemiologic Study of Diabetic Retinopathy. XV. The long-term incidence of macular edema[J]. Ophthalmology. 1995 ;102(1):7-16.

[71] Wong T Y, Cheung C M, Larsen M, et al. Diabetic retinopathy[J]. Nat Rev Dis Primers. 2016; 2: 16012.

[72] Nathan DM, Cleary PA, Backlund JY, et al. Intensive diabetes treatment and cardiovascular disease in patients with type 1 diabetes[J]. N Engl J Med. 2005; 353(25):2643-2653.

[73] UK Prospective Diabetes Study Group. Tight blood pressure control and risk of macrovascular and microvascular complications in type 2 diabetes: UKPDS 38. UK Prospective Diabetes Study Group[J]. BMJ. 1998; 317(7160):703-713.

[74] Collins R, Armitage J, Parish S, et al. MRC/BHF Heart Protection Study of cholesterol-lowering with simvastatin in 5963 people with diabetes: a randomised placebo-controlled trial[J]. Lancet. 2003; 361(9374):2005-2016.

[75] 刘玉华 , 高玲 . 糖尿病性视网膜病变治疗研究现状、问题与展望 [J] . 中华眼底病杂志 ,2016,32 (2): 206-210.

[76] 陈静 , 赖铭莹 , 罗恒，等 . 抗 VEGF 药物联合激光光凝治疗糖尿病性黄斑水肿观察研究 [J] . 中国实用眼科杂志 ,2014,32(6): 693-697.

[77] Flitcroft D I, He M, Jonas J B, et al. IMI-defining and classifying myopia: a proposed set of standards for clinical and epidemiologic

studies[J]. Invest Ophthalmol Vis Sci.2019; 60(3): M20-M30.

[78] Sun J, Zhou J, Zhao P, et al. High prevalence of myopia and high myopia in 5060 Chinese university students in Shanghai[J]. Invest Ophthalmol Vis Sci.2012; 53 (12): 7504-7509.

[79] Koh V, Yang A, Saw S M, et al. Differences in prevalence of refractive errors in young Asian males in Singapore between 1996-1997 and 2009-2010[J]. Ophthalmic Epidemiol. 2014; 21 (4): 247-255.

[80] Pan C W, Zheng Y F, Anuar A R, et al. Prevalence of refractive errors in a multiethnic Asian population: the Singapore epidemiology of eye disease study[J]. Invest Ophthalmol Vis Sci. 2013; 54 (4): 2590-2598.

[81] Pan C W, Wong T Y, Lavanya R, et al. Prevalence and risk factors for refractive errors in Indians: the Singapore Indian Eye Study (SINDI)[J]. Invest Ophthalmol Vis Sci. 2011; 52 (6): 3166-3173.

[82] Morgan I G, Ohno-Matsui K, Saw S-M. Myopia[J]. The Lancet. 2012;379(9827):1739-1748.

[83] 聂芬 , 欧阳君怡 , 罗丽佳 , 等 . 病理性近视后巩膜葡萄肿的研究进展 [J] . 中华眼底病杂志 ,2020,36 (12): 977-982.

[84] Ohno-Matsui K, Shimada N, Yasuzumi K, et al. Long-term development of significant visual field defects in highly myopic eyes[J]. Am J Ophthalmol. 2011; 152: 256-265.

[85] Ohno-Matsui K, Yoshida T, Futagami S, et al. Patchy atrophy and lacquer cracks predispose to the development of choroidal

neovascularisation in pathological myopia[J]. Br J Ophthalmol. 2003; 87: 570–573.

[86] 刘维锋，黄国富，刘莉莉．近视性黄斑病变的进展模式及自然病程 [J]．中华眼底病杂志 ,2018,34 (5): 508-511.

[87] Wong T Y, Ferreira A, Hughes R, et al. Epidemiology and disease burden of pathologic myopia and myopic choroidal neovascularization: an evidence-based systematic review[J]. Am J Ophthalmol. 2014; 157(1): 9-25. e12.

[88] 朱远飞，郑莹莹，孙良南，等． 高度近视合并白内障手术效果临床观察 [J]．中国实用眼科杂志 ,2017,35 (3): 252-255.

[89] Chen C Y, Scurrah K J, Stankovich J, et al. Heritability and shared environment estimates for myopia and associated ocular biometric traits: the Genes in Myopia (GEM) family study[J]. Hum Genet. 2007; 121(3-4):511-520.

[90] Zhang X, Qu X, Zhou X. Association between parental myopia and the risk of myopia in a child [J]. Exp Ther Med. 2015;9(6):2420-2428.

[91] Lam D S, Fan D S, Lam R F, et al. The effect of parental history of myopia on children's eye size and growth: results of a longitudinal study [J]. Invest Ophthalmol Vis Sci. 2008;49(3):873-876.

[92] Kurtz D, Hyman L, Gwiazda J E, et al. Role of parental myopia in the progression of myopia and its interaction with treatment in COMET children [J]. Invest Ophthalmol Vis Sci. 2007;48(2):562-570.

[93] Pärssinen O, Kauppinen M. What is the influence of parents' myopia on their children's myopic progression? A 22-year follow-up study [J]. Acta Ophthalmol. 2016;94(6):579-585.

[94] You QS, Wu LJ, Duan JL, et al. Factors associated with myopia in school children in China: the Beijing childhood eye study[J]. PLoS One. 2012;7(12):e52668.

[95] Jin ZB, Wu J, Huang XF, et al. Trio-based exome sequencing arrests de novo mutations in early-onset high myopia [J]. Proc Natl Acad Sci U S A. 2017;114(16):4219-4224.

[96] 花雷 , 刘虎 , 张志强 . 学龄儿童近视的预防与控制 [J] . 中华眼视光学与视觉科学杂志 ,2020,22 (7): 555-560.

[97] Morgan IG, French AN, Ashby RS, et al. The epidemics of myopia: Aetiology and prevention[J]. Prog Retin Eye Res. 2018;62:134-149.

[98] 邵蕾 . 预防近视要趁早 [J] . 健康世界 , 2022, 29(2) : 15-17.

[99] Chia A, Lu QS, Tan D. Five-Year Clinical Trial on Atropine for the Treatment of Myopia 2: Myopia Control with Atropine 0.01% Eyedrops[J]. Ophthalmology. 2016;123(2):391-399.

[100] Walline JJ, Lindsley KB, Vedula SS, et al. Interventions to slow progression of myopia in children[J]. Cochrane Database Syst Rev. 2020;1(1):CD004916.

[101] Miller KM, Oetting TA, Tweeten JP, et al. Cataract in the Adult Eye Preferred Practice Pattern[J]. Ophthalmology. 2022;129(1):1-126.

[102] Olson RJ, Braga-Mele R, Chen SH, et al. Cataract in the Adult Eye Preferred Practice Pattern[J]. Ophthalmology. 2017;124(2):1-119.

[103] Dubois VD, Bastawrous A. N-acetylcarnosine (NAC) drops for age-related cataract[J]. Cochrane Database Syst Rev. 2017;2(2):CD009493.

[104] de Silva SR, Riaz Y, Evans JR. Phacoemulsification with posterior chamber intraocular lens versus extracapsular cataract extraction (ECCE) with posterior chamber intraocular lens for age-related cataract[J]. Cochrane Database Syst Rev. 2014;(1):CD008812.

[105] 彭小维 , 殷小龙 , 杨洋 , 等 . 形觉剥夺性弱视 145 例临床分析 [J]. 实用医学杂志 ,2011,27(15):2781-2782.

[106] Tseng VL, Yu F, Lum F, et al. Cataract surgery and mortality in the United States Medicare population[J]. Ophthalmology. 2016; 123:1019-1026.

[107] 中华医学会眼科学分会白内障及人工晶状体学组 . 中国人工晶状体分类专家共识（2021 年）[J]. 中华眼科杂志，2021，57(7):495-501.

[108] 汤欣 , 于莎莎 . 重视和优选白内障术前生物学测量与人工晶状体屈光度计算的联合方案 [J]. 中华实验眼科杂志，2015，33(4):289-293.

[109] 刘冬梅 , 毕宏生 , 李洋 . 微切口白内障超声乳化术的研究进展 [J]. 中国实用眼科杂志，2017，35(11):1039-1041.

[110] 黄筱鸣，李模罡．超声乳化术与小切口白内障囊外摘出术效果比较 [J]. 中华眼外伤职业眼病杂志，2018，40(5):382-386.

[111] Wong Wan Ling, Su Xinyi, Li Xiang, et al. Global prevalence of age-related macular degeneration and disease burden projection for 2020 and 2040: a systematic review and meta-analysis[J]. Lancet Glob Health. 2014; 2: e106-e116.

[112] 曹凯，张青，王宁利．邯郸农村地区 30 岁及以上人群中常见致盲性眼底病的患病率及危险因素 [J]. 中华医学杂志 ,2020, 100(48):3841-3845.

[113] Schmidt-Erfurth Ursula, Chong Victor, Loewenstein Anat, et al. Guidelines for the management of neovascular age-related macular degeneration by the European Society of Retina Specialists (EURETINA)[J]. Br J Ophthalmol. 2014; 98: 1144-1167.

[114] 刘舒，徐晓芳．抗血管内皮细胞生长因子药物治疗湿性年龄相关性黄斑变性研究现状 [J]. 中华实验眼科杂志 ,2018,36(12):962-966.

[115] Mitchell Paul, Liew Gerald, Gopinath Bamini, et al. Age-related macular degeneration[J]. Lancet. 2018; 392: 1147-1159.

[116] 火成栋，张文芳，杨义，等．眼科辅助检查在年龄相关性黄斑变性中的应用 [J]. 国际眼科杂志 ,2018,18(1):84-88.

[117] 牟佳，周思睿，刘依琳，等．年龄相关性黄斑变性临床诊疗思路：浅析诊疗指南 [J]. 中国医师杂志 ,2018,20(8):1123-1127.

[118] 张军军，张美霞 . 湿性年龄相关性黄斑变性治疗方法的新选择 [J]. 中华实验眼科杂志 ,2012,30(11):961-964.

[119] 沈降，孙慧敏 . 年龄相关性黄斑变性的发病机制及治疗的研究 [J]. 中国实用眼科杂志 ,2006,24(3):236-239.

[120] 侯慧媛 , 王雨生 . 吸烟与年龄相关性黄斑变性 [J]. 国际眼科纵览 ,2007,31(5):330-333.

[121] 李茹月 , 刘含若 . 卫生经济学评价常见致盲眼病筛查的进展 [J]. 中华眼科医学杂志 (电子版),2021,11(2):94-98.

[122] Tang JJ, Liang YB, O'Neill C, et al. Cost-effectiveness and cost-utility of population-based glaucoma screening in China: a decision-analytic Markov model[J]. The Lancet Global Health. 2019; 7(7) : e968-e978.

[123] 崔珊珊 , 邹燕红 . 重视老年性黄斑变性患者的视觉康复治疗 [J]. 中华眼科医学杂志 (电子版),2018,8(2):49-55.

[124] 方针 . 康复医学教育中容易混淆的几个问题 [J]. 浙江中医药大学学报 ,2011,35(1):110-111.

[125] 孙葆忱 , 胡爱莲 . 临床低视力学 [M]. 北京 : 人民卫生出版社 ,2013.

[126] 缪鸿石 . 康复医学理论与实践 [M]. 上海 : 上海科学技术出版社 , 2000.

[127] Jose R.Understanding low vision[M].American Foundation for the Blind,2012.

[128] Sunness JS, El Annan J. Improvement of visual acuity by refraction in a low-vision population[J].Ophthalmology. 2010; 117(7): 1442-1446.

[129] 国家重点研发计划 2020YFC2008200 项目组，中华医学会眼科学分会眼视光学组，中国医师协会眼科医师分会眼视光专业委员会．中国低视力康复临床指南 (2021)[J]. 中华眼视光学与视觉科学杂志 ,2021,23(3):161-170.

[130] 卢雰，文国英．视野缺损患者视觉康复方案现状及研究进展 [J]. 医学综述 ,2016,22(15):2981-2983.

[131] 程旭泰，杨智盛，谢英彪．眼保健与常见眼病防治 [M]. 北京：人民军医出版社，2011.

[132] 金婉卿，江龙飞，于旭东．浙江省盲校学生屈光矫正及低视力康复效果 [J]. 中华眼视光学与视觉科学杂志 ,2015,17(2):114-116.

[133] 李巧红，吴惠平，邓宏伟，等．住院老年低视力病人的护理 [J]. 全科护理，2014, 12(19):2.

[134] 施文建，苏锦瑜，郑联，等．低视力青少年电子助视器阅读速度初步研究 [J]. 眼科学报 ,2010,25(2):96-98.

[135] 邓亚男．眼科住院病种构成及治疗后视力低下的原因分析 [D]. 济南：山东大学，2008.

[136] 杜蓓，韩丁，简旭，等．低视力患者助视器验配的应用效果评估 [J]. 眼科新新展 ,2017,37(10):951-954.

[137] 曾玉 . 技能训练干预对成人低视力患者自我效能、生活质量影响研究 [D]. 上海 : 复旦大学 , 2013.

[138] 王玲 , 李成成 . 常见近用光学助视器的原理与应用 [J]. 中国眼镜科技杂志 ,2014(9):131-134.